• 鄭駬謨教授指導 博士學位 論文 14 •

의학 및 약학분야의 문헌분류체계 연구

• 鄭駜謨教授指導 博士學位 論文 14 •

의학 및 약학분야의 문헌분류체계 연구

최 정 희 著

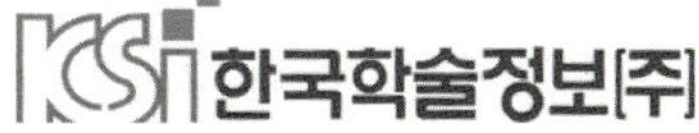

목 차

緒　論

현대의 의약학분야는 크게 의학과 약학으로 양분되며, 동양에서의 의학은 일반적으로 양의학과 한의학으로, 약학은 양약학과 한약학으로 양분되고 있다. 그러나 본 연구에서는 양의학과 양약학분야의 문헌분류법에 대해서만 연구 대상으로 삼고자 한다. 그 이유는 한의학과 한약학의 문헌분류법에 대해서는 이미 연구된바 있기 때문이다.[1] 현재 우리나라에서는 '양의학'과 '양약학'을 '의학'과 '약학'으로 통용하고 있으므로 본 논문에서도 이하 의학과 약학으로 사용한다.

의학분야는 일반적으로 기초의학, 임상의학 및 사회의학으로 대별되는데, 이들 세 가지 분야에서 파생되는 각 분과학이 대단히 광범위한 주제 분야이다. 또한 약학분야는 일반적으로 기초약학, 제약학, 의료약학, 사회약학으로 대별되는데, 이들 네 가지 분야에서 파생되는 각 분과학도 대단히 광범위하다. 이러한 광범위한 주제 분야를 기존의 문헌분류표에서는 체계적으로 취급하지 못하고 있는 실정이다.

의학과 약학분야의 문헌분류법은 저의 모든 일반분류법에 포함되어 있을 뿐 아니라 의약학분야의 전문적인 분류법도 수종이 개발되어 현존하고 있다. 예를 들면 현대의 대표적인 일반분류법인 DDC(Dewey Decimal Classification)는 610의 綱에서 의약학분야가 전개되어 있고, LCC(Library of Medicine Classification)에서는 의약학분야가 주류 'R'에서 전개되어 있다. 다만 NLMC(National Library of Medicine Classification)만이 의약학분야의 전문문헌분류표로서 활용되고 있으

---

1) 李仙英. 韓醫學 文獻分類展開에관한 研究. 서울, 中央大學校 大學院, 1993.

나 이것 역시 **LCC**의 **R**분류표를 전개시킨 것으로서 비논리적인 전개부분이 많다.

이들 세 가지 문헌분류법은 각각 많은 특징과 장점을 가지고 있으나 상대적으로 많은 문제점도 지니고 있다. 우선 현대의약학분야는 의학과 약학으로 양분되고 있는데, 이들 세 가지의 분류법은 모두 약학이 의학의 하위항목으로 전개되고 있다는 것이 하나의 큰 문제점으로 지적되고 있다. 또한 이상의 문헌분류법들은 모두 현대의 의약학분야의 학문분류체계에 부합되지 않는 부분이 많을 뿐만 아니라, 분류표전개에 있어서도 원리나 원칙이 일관성을 유지하지 못하고, 따라서 助記性이 없으며, 비논리적인 부분이 산재하여 많은 문제점을 안고 있다.

그러므로 이제는 기존의 의약학분야의 문헌분류법들의 체계와 내용을 심층적으로 비교분석하여, 이를 토대로 현대의 의약학분야의 학문체계에 부합하는 합리적인 새로운 문헌분류법을 개발하는 것이 중요한 연구과제가 되고 있다.

이상과 같은 시각에서 본 연구는 **DDC**와 **LCC**에 있어서 의약학분야와 **NLMC**의 전개상의 문제점을 분석하고, 현대의약학의 학문적 체계와 이들의 교과과정을 분석하여, 현대의약학의 학문체계에 부합되는 합리적인 새로운 의약학문헌 분류표를 전개하고자 한다. **DDC**와 **LCC**, 그리고 **NLMC**만을 분석대상으로 삼은 이유는 현대의 문헌분류법에 있어서, **DDC, UDC(Universal Decimal Classification)** 및 **LCC**가 3대 분류법으로 공인되고 있으나, 이중에서 **UDC**는 **DDC**를 기초로 한 것으로 그 기본골격이 거의 동일하고, 그 동안 개정이 되지 않아 이미 낡은 분류법이 되었으므로 **UDC**에 대한 분석은 생략하였다.

또한 의약학분야의 전문분류법은 **Boston Medical Library Classi-fication (BMLC), Barnard Classification(BC)**, 그리고 이미 위에서 논급한 **NLMC**등이 있으나 이들 중에서 **NLMC**가 의약학분야의 대표적

인 전문분류법으로서 세계적으로 가장 널리 사용되고 있기 때문이다.

이상과 같은 연구목적을 달성하기 위하여 본 연구는 다음과 같은 방법으로 진행하고자 한다.

첫째, 현대의 권위 있는 문헌을 통해서 현대의학과 약학의 영역과 학문적 체계를 분석하여 이를 새로운 분류표전개에 있어서 하나의 模相(Variation)[2]으로 삼는다.

둘째, 의약학분야의 주요한 교과과정을 비교분석하여 이를 또한 새로운 분류표전개에 있어서의 제2의 模相으로 삼는다.

셋째, DDC의 최근판인 제21판(1996)에 있어서 의약학분야의 분류표를 분석하여 그 전개상의 특성과 문제점을 밝힌다.

넷째, LCC의 최근판인 제5판(1995)에 있어서 의약학분야의 분류표를 분석하여 그 전개상의 특성과 문제점을 밝힌다.

다섯째, NLMC의 최근판인 제5판(1994)에 있어서 의약학분야의 분류표를 분석하여 전개상의 특성과 문제점을 밝힌다.

여섯째, 이상에서 제시된 두 가지 모상을 기초로 하여 현대의학 및 약학의 기본 분류체계를 정립하고, 기존의 의약학 문헌분류표에서 전개된 의학 및 약학분야의 강목과 그 세목들, 그리고 현대의학과 현대약학의 교과과정에서 나타난 교과목 등을 분석하여 이미 정립된 의학과 약학의 체계에 따라 합리적으로 새로이 세분 전개한다. 현재까지 의약학

---

2) 模相(Variation)이란 독일의 철학자 Husserl이 사물의 본질 또는 일반성을 찾아내기 위해서 고안해 낸 일종의 思惟實驗으로서 이른바 자유로운 변경(Free Variation)에서 유래한 것으로, 그 엄격한 논리전개와 뛰어난 방법론적 엄밀성으로 말미암아 철학의 테두리를 넘어 점차 인문·사회과학의 여러 분야에서 채용되고 있는 방법론의 하나이다. 이것은 기존의 여러 번 비교하여 공통항목을 확인한 후 거기에 일반성을 부여하는 우리 문헌분류학자들의 연구방식과 유사하다.(中龜鉉. 現象學的 還元과 그 哲學的, 意義. 韓國現象學會 편. 現學이란 무엇인가. 서울, 심설당, 1983. pp. 67~68)

분야와 관련하여 부분적으로 논급된 것 이외에는 아직 의약학분야의 문헌분류법에 대한 심층적인 선행연구는 국내외적으로 찾아볼 수 없다.

그러나 본 연구는 의학분야와 약학분야의 실제적인 문헌분류표를 편찬하려는 것이 아니다. 다만 이와 같은 문헌분류법을 편찬하는데 있어서, 합리적인 기초 자료를 제시하기 위한 것으로 문헌분류표의 세부적인 주기사항이나 상관색인 등은 논외로 하였다.

Ⅰ. 현대의학의 학문영역과 체계분석

　이 장에서는 권위 있는 의학 문헌을 통해서 현대의학의 학문영역과 그 체계를 정립하여 새로운 문헌분류표를 전개하는데 주가 되는 모상으로 삼기 위하여 다음과 같이 학문영역과 체계를 분석하고자 한다.

A. 의학의 학문영역

　Louis Lasagna는 "의학은 질병을 치료하는 학문이자 기술이다. 의학은 과학적인 연구와 실험을 바탕으로 얻은 지식을 기본으로 하고 있으므로 학문이라는 것이고, 의사나 기타 의료진들이 환자를 다루는 면에서 이 지식을 기술적으로 응용하는 방법에 의존하고 있다는 점에서 기술이다."3)라고 했다. 한편 黃尙翼에 의하면 "의학은 질병의 원인을 규명하여 그 치료법, 예방법을 연구 개발하고 또 실제로 치료에 임함으로서 인간의 건강유지 및 증진에 기여하는 학문"4)이라고 한다. 權彝赫은 '오늘날 의학은 생물학, 물리학, 화학 등 인접한 여러 과학의 방법과 성과를 받아들여 행해지는 엄밀한 과학의 한

---

3) Louis Lasagna. Medicine. In: *The World Book Encyclopedia*. Chicago, Field Enterprises Educational Corporation, 1974. Vol.13.
4) 黃尙翼. 의학. 원색최신의료 대백과사전. 서울, 도서출판 신태양사, 1991. p. 142.

분야로 인정되고 있다. 그러나 이러한 의학에 대한 개념은 점차로 변화하여 현대에 있어서는 인간을 생리적, 심리적, 사회적으로 적극성을 띠게 만들고 될 수 있는 한 쾌적한 상태를 유지시키는 연구를 하는 학문으로 해석되기도 한다. 의학이란 결국 건강을 유지하고 향상시키는 것을 목적으로 하는 과학이고 보면 이 정의를 통해서도 의학의 개념이 변천해 가고 있음을 알 수 있다.'5)라고 한다. 이러한 개념의 "醫學"은 醫科學, medical science 즉 넓은 의미의 "의학"을 말하는 것이다.

李符永에 의하면 "이러한 넓은 의미의 "의학"의 본질은 學으로서의 醫(醫學), 術로서의 醫(醫術), 道로서의 醫(醫道)의 세 가지 측면으로 나누어 볼 수 있다"6)고 한다. 이와 같은 醫의 學, 術, 道의 세 가지 측면은 영국 사람들이 medicine의 3요소를 3H 즉 Head, Hand, Heart로서 설명한 것과 유사하다. 그러므로 진정한 의미의 의학은 학문을 통한 진료, 진료를 통한 학문적 탐구, 그리고 道에 입각한 학문, 道에 입각한 진료일 때, 즉 醫學, 醫術, 醫道의 3요소를 넓은 의미의 medicine이라 할 수 있다.

또한 朱永在에 의하면 '의학은 인간의 생명, 건강, 질병 문제를 자연과학적인 방법으로 연구하는 학문이다. 즉 생명 건강, 질명문제를 제대로 이해하고 그것을 실제 인간에게 적용하는 데에는 인간의 肉體構造나 生理, 病理 뿐만 아니라 精神, 心理面은 물론이며, 인간자체를 다방면으로 연구하여 이 3자의 상호연관성을 이해해야 한다, 그러므로 광의의 의학은 주로 자연과학을 토대로 한 학문으로서 정신 심리 등의 인문과학이 필요하며, 개인 또는 사회에 적용하는 단계에 있어서는 사회학, 경제학, 법학, 행동과학 등의 많은 학문영역과도 밀접하게 관련된다. 그중 병인학과 치료학을 포함하는 질병을 다루는 부분을 협의의 의학이라고 할 수 있다. 이와 같이 의학은 일

---

5) 權彛赫. 의학. 원색세계대백과사전. 서울, 동아출판사, 1983. 권23. p. 54.
6) 李符永. 의학개론(I). 서울, 서울대학교출판부, 1994. pp. 4~5.

률적으로 規格化 할 수도 없거니와 완전 기계화 할 수도 없다는 근원을 이해 할 수가 있다.'7) 그러므로 본 논문에서 다루고자하는 범위는 결국 질병의 병인학과 치료학을 포함하는 협의의 의학에 관한 문헌분류법이라고 볼 수 있다.

B. 의학의 학문체계

의학은 인간을 질병으로부터 구하고 건강법을 모색하는 학문으로서 외과학의 발전은 인간이 사고를 시작하면서부터 어떻게 하면 고통과 질명을 이겨내고 죽음을 피할 수 있을 가에 대하여 생각한 것으로부터 시작 되었다. 허정에 의하면 "의술과 의학의 기원은 인류문화의 기원과 그 시기를 같이 한다. 여러 가지 치료법을 개발 응용하기 시작하면서 질병이 발생하는 원인을 알고 싶은 욕망이 생겨나고 이런 원인에 대한 치료법이 강구되기 시작하면서 발전을 거듭해 왔다."8)

학문으로서의 의학의 성립과 그 발전과정을 요약하여 보면; 19세기 초기와 중엽에 걸쳐 해부학, 생리학, 병리학, 예방의학이 분과학문으로 독립되었고, 19세기 말기에는 세균학이 성립되었으며, 20세기 전반에 걸쳐 의사학, 생화학, 약리학, 기생충학이 독립하게 되었다. 임상의학(진료과목) 분야에서는 내과계열과 외과계열이 서로 강한 영역을 주고 받으면서도 전통적이며, 독자적인 영역을 유지하면서 각각 질병과 해부학적 부위를 중심으로 분화 발전하였다. 그에 따라 19세기 말기부터 20세기 전반에 걸쳐 20여개 진료과목으로의 분리와 해당학회의 성립과정을 거치게 되었다. 우리에게 익숙한 기

---

7) 朱永在. 인간의료. 서울, 仁濟醫科大學, 1983. pp. 9~10.
8) 김완진(외)27인 지음. 학문의 길라잡이. 서울, 청림출판, 1996. p. 205.

본진료과목과 임상학회들이 지위를 확고히 한 것이다.

의학의 내용에 대하여는 광범위한 學問領域에 따라 여러 입장에서 여러 가지 유형의 용어가 사용되어 전반적으로 規格化 하기가 힘들다. 때문에 植村 槃는 현대의학개론에서 이들을 4개의 관점으로 정리하여 <표 1-1>과 같이 상호관계를 고찰하여 나타내고 있으며, 현대의 의학을 목적이나 대상으로 보아 다음 <표 1-2>와 같이 구분하고 있다.

<표 1-1> 의학의 유형

1. 發展(歷史)類型	2. 內容(括)類型	3. 醫育(學間)類型	4. 地域類型
1) 本能醫學 2) 經驗醫學 3) 魔法(宗敎.呪術) 醫學 4) 科學的初步醫學 5) 近代醫學	1) 健康(保健.育兒) 醫學 2) 豫 防 醫 學 3) 治 療 醫 學 4) 再 活 醫 學	1) 基礎醫學 2) 臨床基礎醫學 3) 臨床醫學 4) 社會醫學 5) 其他	1) 東洋醫學(漢方) 2) 西洋(近代)醫學

이러한 의학의 유형은 인간의 생명, 건강, 질병을 과학적으로 추구하여, 이들에 관련되는 법칙성을 발견하는 면으로서 의료의 기초가 되고 있다.

<표 1-2> 의학의 구성

目 的 區 分	對 象	主要分擔分野
1. 生命健康의 法則	眞理의 追求	基礎醫學(醫科學)
2. 醫 療	患 者	臨床醫學(醫術 + 臀道)
3. 保 健 指 導	住 民	社會醫學(豫防. 保健學)

<표 1-2>는 이러한 의학의 구성은 의학의 인간에 대한 응용 면으로서 여기에는 의학에서 얻은 의술에 윤리(醫道)가 첨가되었다. 제3구분은 질병의 예방뿐만 아니라 건강, 안전에서 능률적인 안락한 생활을 영유할 수 있게 지도하는 편이다. 한편 허정은 의학의 분야를

크게 3구분하여 생명현상이나 질병의 원리를 연구하는 학문으로서
해부학, 생리학, 세균학, 병리학, 혈청학, 인류유전학, 약리학, 면역학
등이 해당되는 '기초의학'과 직접 질병을 치료 연구하는 학문으로서
내과, 소아과, 정신과, 외과, 정형외과, 구강외과, 안과, 이비인후과,
피부과, 비뇨기과, 산부인과, 방사선과, 마취과 등이 해당되는 '임상
의학'과 사회복지적인 면에서 의학을 연구하는 학문으로서 법의학,
공중위생학, 위생학 등이 해당되는 '사회의학'으로 3구분 하였다.9)
이를 표로 나타내면 <표 1-3>과 같다.

<표 1-3> 의학분야의 영역구분표

기초의학	임상의학	사회의학
해부학 생리학 생화학 세균학(미생물학) 병리학 혈청학 유전학 약리학 면역학 (등)	내과 소아과 정신과 외과 정형외과 구강외과 안과 이비인후과 피부과 비뇨기과 산부인과 방사선과 마취과 (등)	법의학 공중위생학 위생학 (등)

이상과 같은 의학의 영역구분은 **Valis Deux**10)의 견해도 거의 동
일하다. 이를 도표로 나타내보면 <표 1-4>와 같다.

---

9) 허정. 의학. 김완진(외). 학문의 길라잡이. 서울, 청림출판사, 1996. p. 212.
10) **Valis Deux**. 오상현 역. 학문의 구조사전. 서울, 더난출판사, 1996. p. 251

<표 1-4> 의학의 영역

<table>
<tr><td rowspan="2">의

학</td><td colspan="2">기초의학
(인체를 대상)</td><td>해부학 / 생리학 / 생화학
세균학 / 병리학 / 약리학
면역학 등</td></tr>
</table>

의 학	기초의학 (인체를 대상)		해부학 / 생리학 / 생화학 세균학 / 병리학 / 약리학 면역학 등
	임상의학 (인간을 대상)	치료의학	내과학 / 신경과학 외과학 / 소아과학 안과학 / 이비인후과학 정형외과학 / 정신의학 등
		리허빌리테이션의학 (사회복귀요법)	
	사회의학 (집단을 대상)		공중위생학 / 위생학 법의학 등

그러므로 이것은 의학분야의 공통된 학문체계를 나타내는 것으로 판단된다. 이와 같은 의학의 구분은 결국 의학의 발전과정 속에서 자연스럽게 형성된 것이라고 볼 수 있다. 즉 김중명에 의하면 "**Renaissance**에 이르기까지 醫學의 중심과제는 解剖學이었으며, 18세기에 와서는 生理學이 왕좌를 차지하였고, 19세기에 와서는 '임상의학'이 발달하였다. 解剖學의 발전으로 임상의학 중에서는 먼저 외과학이 발달되었는데, 유명한 해부학자는 동시에 외과의였다. 당시 외과의 발달에 장애를 가져온 두 가지 요인이 있었다. 하나는 수술할 때 환자가 받게 되는 疼痛이고, 또 하나는 수술 후에 오는 수술상처의 감염이었다. 심한 疼痛은 장시간을 요하는 수술을 불가능하게 만들었고, 수술상처의 감염은 환자의 생명을 앗아가기도 하여 19세기에 들어와 다시 마취의 필요성을 절감하게 되었다."11) 이러한 임상의학은 18세기 후반에 의학이 체계화되어 확립된 것이다.

Dunham에 따르면 '사회의학의 임무는 사회의 질병을 예방하고 복지를 유지시키는 것이며, 그 범주는 정신활동, 종교, 윤리의 '정신위생' 노동, 인구 등의'사회위생', '영양위생' 보건법등의 '경찰위생'

---

11) 김중명. 醫史學槪論. 서울, 형설출판사, 1982. pp. 351~352.

의 네 가지 범주로 나누었다. 그리고 사회의학의 목적은 인간의 일반적인 생물학적 특성을 규정하고, 불안정함의 근원과 인간관계를 밝히며, 유기체의 선천적이고 후천적인 성향 간에 균형을 유지하기 위하여 인간의 사회적 습성에 대해 과학적 방법과 조직을 한층 더 분명하게 적용하는 것이다.'12)

이상에서 보는 바와 같이 의학은 과학의 발전에 따른 현대의학에 이르기까지 기초의학에서 임상의학으로, 그리고 사회의학으로 대별되고 있음을 알 수 있다. 또한 의학의 학문체계에 있어서는 용어상 약간의 차이가 있을 뿐 기본적인 맥락은 공통적이라고 볼 수 있다. 따라서 의학의 학문체계는 크게 나누어 1. 기초의학, 2. 임상의학, 3. 사회의학으로 나누는 것이 일반적이고 합리적인 것이라고 판단된다, 또한 이러한 의학의 체계는 학문의 발생순서적인 측면에서 고려될 수 있다는 것도 알 수 있다. 그러나 <표 1-3>과 <표 1-4>에서 기초의학, 임상의학, 사회의학의 아래에 각각 열거된 주제의 마지막에 (등)자를 붙인 것은 그러한 주제들뿐만 아니라 각각 그들과 관련된 주제가 상당히 더 있다는 것을 의미한다. 그리하여 여기에서는 이들과 관련된 주제들을 다시 기초의학부문, 임상의학부문, 사회의학부문으로 구분하여 순차에 따라 더 상세히 살펴보고자 한다.

1. 기초의학부문

전항의 <표 1-3>에서 보는 바와 같이 허정은 기초의학을 해부학, 생리학, 생화학, 세균학(미생물학), 병리학, 혈청학, 유전학, 약리학, 면역학 등으로 열거하고 있다. 그리하여 여기에서는 이들 교과목에 대하여 그 내용의 개요를 살펴보고자 한다.

---

12) Francis Lee Dunham. *An Approach to Social Medicine*. Baltimore, Williams and Wilkins Company, 1925. p. 30.

1) 해부학(Anatomy)

백상호에 의하면 "인체해부학(human anatomy)은 사람 몸의 구조를 연구하는 의학의 한 분야이다. 인체해부학은 그 범위 및 대상에 따라 몇 가지로 다시 분류된다. 즉 맨눈으로 구조를 직접 관찰 할 수 있는 범위 안의 구조물 내용을 체계화시킨 것을 육안 해부학(gross or macrocopic anatomy)이라고 하며, 현미경 같은 광학기계를 통하여 관찰 할 수 있는 범위에서 몸의 미세한 구조를 연구하는 해부학은 조직학(histology) 또는 현미해부학(microscopic anatomy)이라고 한다. 이러한 해부학과 조직학은 모두 성인을 대상으로 하는 것이고 사람의 생명체가 생겨나기 시작하는 초기부터 출생하기까지 즉 출생 이전의 발생하는 과정과 성장하는 과정을 연구하는 해부학은 별도로 태생학 또는 발생학(embryology, developmental anatomy)이라고 한다."[13] 또한 더 나아가서 각종구성세포를 연구하는 것을 세포학(cytology)이라고 한다.[14] 즉 조직학, 세포학, 발생학은 해부학의 분과임을 알 수 있다. 그리고 여기서 권홍식에 의하면 "인체육안해부학을 습득하는 방법에 따라 1) 구조 및 기능상 서로 연관성이 있는 계통에 따라 순차적으로 학습하는 계통해부학(systemic anatomy), 2) 국소(region)에 따라 그 부위의 구조를 일괄적으로 취급하는 국소해부학(regional or topographic anatomy), 3) 해부학의 지식을 특수분야 또는 목적에 이용하기 위해서 체계화한 응용해부학(applied anatomy)으로 나눌 수 있다."[15] 해부학과 관련된 주제들을 체계적으로 나열하면 다음과 같다.

해부학(Anatomy)
　　계통해부학(Systematic anatomy)
　　국소해부학(Regional or topographic anatomy)

---

13) 백상호. 기초인체해부학. 서울, 대한간호협회출판부, 1993. p. ⅰ.
14) 권홍식. 인체해부학. 서울, 수문사, 1991. p. 9.
15) 권홍식. 인체해부학(I). 서울, 수문사, 1991. p. 9.

응용해부학(Applied anatomy)
조직학(Histology)
세포학(Cytology)
발생학(Embryology)

그리고 **Anatomy**는 다시 각 신체의 기관별로 다음과 같이 세분할 수도 있다.

심장혈관(Cardiovascular organ)
호흡기관(Respiratory organs)
소화기관(Digestive tract organs)
임파 및 선기관(Lymphatic and glandular organs)
비뇨생식기관(Urogenital organs)
근골격계, 피부(Musculoskeletal ststem integument)
신경계감각기관(Nervous system. Sense organs)

2) 생리학(Physiology)

차영선에 의하면 "생리학은 생물과학의 한 분과이다. 생리학을 다루는 대상이 되는 생물에 따라서 동물생리학, 식물생리학, 미생물생리학 등으로 나누며 특히 인간을 대상으로 하는 생리학을 일반적으로 인체생리학(human physiology) 또는 의학생리학(medical physiology)이라 한다. 그리고 연구의 대상이 되는 계통에 따라서 순환생리학, 신경생리학, 호흡생리학 등으로 나눌 수 있다. 이것을 기관생리학 또는 생리학각론 이라고 한다."[16] 그리고 김우겸은 생리학을 1 일반생리학, 2 혈액순환, 3 호흡, 4 신장, 5 체액, 6 소화, 7 신진대사, 8 중추신경계, 9 실험기기로 구분하여 기술하고 있다.[17] 이들을 연구의 대상이 되는 계통에 따라서 다음과 같이 나눌 수 있다.

---

16) 차영선. 인체생리학. 서울, 대한간호협회출판부, 1984. p. 7.
17) 김우겸. 실험생리학. 서울, 생명의 이치, 1988, pp. ⅰ-ⅳ.

생리학(Human Physiology)
　혈액순환(Blood and circulation)
　호흡(Respiration)
　소화(Digestion)
　분비, 배출(Secretion, Excretion, Related functions)
　생식, 발달, 성숙(Reproduction, Development, Maturation)
　근골격계, 피부(Musculoskeletal system, Integument)
　신경계(Nervous functions. Sensory functions)
　국소생리학(Regional physiology)

3) 병리학(Pathology)

손태중에 의하면 '병리학이란 질병의 원인과, 질병에 있어서의 형태(形態)와 기능 그리고 대사의 변화를 연구하여, 질병의 본태(本態)를 추구하는 의학의 한 분야이다. 질병의 원인을 연구하는 것을 병인론(病因論)이라 하고, 질병의 형태적 변화(形態的變化)를 조사하는 것을 병리해부학(病理解剖學)이라 한다. 또한 기능이나 대사의 변화를 연구하는 것을 병태생리학(病態生理學) 및 병태생화학(病態生化學)이라고 한다. 병리학의 범위는 인체부검재료(人體剖檢材料)와 생검재료(生檢材料)를 연구 대상으로 하는 인체병리학과 동물에 질병을 일으켜 그 병변과 경과를 관찰하는 실험병리학이 있다.'18)

한편 대한병리학회에서는 "병리학은 크게 인체병리학(human pathology)과 실험병리학(experimental pathology)으로 나눈다. 전자는 문자 그대로 질병으로 사망한 이와 병든 이에서 얻은 인체재료를 연구대상으로 하는 것이고, 후자는 동물이나 배양세포 등을 재료로 하여 질병을 연구하는 것이다. 이들 두 가지 중 병리학의 본래의 사명은 어디까지나 인체병리학이다. 또한 인체병리학은 다시 임상병리학(clinical pathology)과 해부병리학(anatomic pathology)으로 나누기도 한다. 임

---

18) 손태중. 병리학 개론. 서울, 고문사, 1986. pp. 7~9.

상병리학은 제2차대전 후 미국에서 수입된 새로운 분야로서 주로 환자로부터 채취한 검사물들을 생물학적 및 화학적 방법으로 검사하는 것으로서 종래의 생화학 미생물학, 기생충학이란 개념을 일괄한 횡으로 확대된 분야를 말한다. 해부병리학은 병리해부재료, 생검수술재료, 탈락세포 등을 주로 병리형태학적으로 규명하는 분야를 말한다. 이들 중에서 생검 및 수술재료만을 전적으로 검색하는 병리학의 분야를 외과병리학이라 하고 세포진만을 전적으로 하는 분야를 세포병리학이라고 한다.19) 또한 최정진(외)에 의하면 "병리학은 질병의 본질에 대한 연구를 어느 측면에 초점을 두고 연구하느냐에 따라 다음과 같이 여러 종류로 분류한다. 즉 ① 질병의 형태학적 변화를 연구하는 병리해부학(pathoanatomy); ② 장기의 기능과 대사의 변화를 연구하는 병태생리학(병리생리학)(pathophysiology); ③ 물리적, 화학적, 생물학적 원인과 질병과의 관계를 연구하는 병인학(etiology); ④ 질병의 연구를 직접 인간에게 할 수 없으므로, 동물의 연구결과와 인간을 비교하여 질병을 확인하는 실험병리학 (experimental pathology) 등이 그것이다."20)

또한 최진에 의하면 "병리학의 한 분야로서 수술재료나 생검재료를 검사하는 분야를 외과 병리학이라 하고, 대상으로 하는 분야에 따라서 신경병리학, 피부병리학, 소아병리학 등으로 구분한다."21)

김본원에 의하면 "병리학은 기초의학에 속하고 그의 일부분으로 해서 취급되고 있지만 임상의학과의 관련이 아주 깊은 학문이다. 또한 병리학은 질병을 일으키는 원인, 각각의 질병에서 생기는 변화와 그의 경과, 그것이 병적 상태로 되는 것을 한 개의 축으로 해서 관련되는 사항을 한데 모아 설명하는 것이다. 병리학은 원래 육안 및 현미경적 형태학을 기반으로 해서 발달해왔다. 현재는 기능병리학이

---

19) 대한병리학회. 병리학(I). 서울, 고문사, 1994. p. 3~4.
20) 최정진. 김정해. 최신병리학. 서울, 도서출판 정담, 1996. p. 3.
21) 최진. 병리학, 서울, 수문사, 1989. p. 11.

발달해서 조직세포화학, 분자생물학, 면역학 등이 도입되어 왔지만 병리형태학이 중점이 되는 것은 지금도 변함이 없다. 형태학도 전자현미경의 수준까지 발전되어 상용되고 있다. 또한 병리학은 취급하는 대상에 따라 실험병리학과 인체병리학으로 나누어진다. 전자는 인체 재료에서는 해명해서 얻을 수 없는 사항에 관해 동물에 여러 가지 조건이나 처치를 가해 그의 병리를 실험적으로 연구하는 것이다. 이것에 대해 인체병리학은 병리해부(부검), 생검 등으로 얻을 수 있는 인체재료에 의해 연구하는 것으로 그 성과는 직접 임상의학에 환원된다."22) 그리고 김창종(외)에 의하면 '병리학은 질병의 원인, 발병기전, 증상의 발현기전 및 치료방법, 진단 및 진단기술개발, 의약품의 치료효능, 약리기전, 독성, 신약개발에서 의약품효능시험에 사용할 수 있는 질병의 **model** 작성까지를 연구하는 전문분야이다. 이러한 병리학은 ① 조직병리학, ② 임상병리학 ③ 실험병리학 ④ 병태생리학으로 구분 지을 수 있다.'23)

대한병리학회에서는 "임상병리학은 주로 환자로부터 채취한 검사물을 생물학적 및 화학적 방법으로 검사하는 것으로서 종래의 생화학, 미생물학, 기생충학이란 개념을 일괄한 횡으로 확대된 분야를 말한다."24) 또한 이귀녕(외)에 의하면 "임상병리학이란 기초의학과 자연과학을 기본으로 하여 임상검사를 시행함으로써 진단, 치료방침의 결정, 경과관찰, 예후판정 등에 기여하는 임상의학의 한 분야이다. 임상병리학은 우리나라에서는 **anatomic pathology**와의 혼동을 피하는 의미에서 임상검사학 또는 검사의학이라고 부르기도 하였다."25)

---

22) 김본원(외). 알기 쉬운 병리학, 서울, 현문사, 1997. p. 17.
23) 김창종, 조승길. 병태생리학(I). 서울, 도서출판 한림원, 1996. p. 1.
24) 대한병리학회. 병리학(I) 서울, 고문사, 1994. p. 4.
25) 이귀녕, 이종순. 임상병리파일. 서울, 의학문화사, 1993.

4) 미생물학(Microbiology) 면역학(Immunology) 혈청학(Serology)

洪淳佑에 의하면 '미생물학은 광범위한 뜻에서는 미생물이라는 생물체를 대상으로 연구하는 생명과학의 한 분야이다. 분류, 생리, 유전 및 생태학적 분야를 비롯하여하여 응용분야도 함께 다루게 되는데, 전자는 생물화학, 생물물리학, 면역학, 유전학 등과 그리고 후자는 유전자공학, 발효공학 등과도 밀접한 관계를 맺고 있다.'26)

정윤섭(외)에 의하면 "진단미생물학은 임상미생물학(clinical microbiology)이라고도 부르며, 환자의 감염증을 진단하기 위해서 여러 가지 미생물학적 검사가 이용된다. 즉 환자로부터 채취한 검체에서 미생물을 분리하고 동정하며, 환자의 면역반응을 증명하기 위하여 혈청항체나 피부반응을 시험하는 것은 물론 시험관내 항균제 감수성 시험을 통해서 환자에게 투여할 적절한 항균제의 종류와 그 용량을 결정하게 하는 일까지 광범위하게 관여하는 학문이다."27)

김세중에 의하면 "면역학(immunology)은 동일한 조건과 환경에 있으면서 특정질병에 잘 걸리는 사람과 잘 걸리지 않는 사람의 차이가 무엇인지를 알아내고 특정질병을 예방할 수 있는 방법을 찾으려고 시도하는 학문이다. 그러므로 초기에 면역학 발달에 기여한 사람들은 대부분 미생물학자들이었으며, 이들의 최대 관심은 전염병 예방이었다. Jenner의 종두법등 여러 질병에 대한 예방접종법(vaccination)개발이 초기면역학의 주요한 과제였다. 예방접종 또는 병원균 감염의 결과로 생긴 항체를 확인하고 진단에 활용하는 방법으로 혈청학(serology)이 뒤이어 발달하게 되었다."28) 그러므로 면역학(immunology)과혈청학(serology)은 미생물학(microbiology)의 하위주제 항목이라고 볼 수 있다.

---

26) 洪淳佑. 미생물학. 동아세계대백과사전. (제12권). 서울, 동아출판사, 1983. p. 577.
27) 정윤섭. 이경원. 이삼열. 최신진단미생물학. 서울, 서흥출판사, 1993. p. 41.
28) 김세종. 면역학. 서울, 고려의학, 1994. p. 2.

5) 생화학(Biochemistry)

김윤수에 의하면 "생화학은 생물체 내에서 생명현상을 유지하는데 관여하는 모든 무기 및 유기물질들의 분자구조와 이들 간의 상호작용을 과학적 토대위에서 체계화 시킨 학문이기 때문에 이 학문은 생명과학 및 의과학에 깊이 관계되어 있고 특히 기초 및 임상의학의 필수학문이므로 관련되는 분야가 많을 뿐 아니라 그 내용도 다양하다."29) 또한 하두봉에 의하면 "생화학은 생물체의 물질조성, 생물체 내에서의 물질의 화학반응 등을 화학적 방법으로 연구하는 생물학의 한 분과이며, 생물체를 재료로 하는 화학이라는 점에서 화학의 한 분과라고도할 수 있다. 따라서 생화학은 생물학과 화학을 연결하는 또는 생물학과 화학의 두 영역에 걸쳐있는 경계학문이라 할 수 있다."30) 이러한 생화학은 蔡範錫에 의하면 '생화학. 생리화학 및 생물화학이라는 명칭과 함께 사용되나 굳이 구분한다면 생화학은 의학, 치의학, 간호학 및 보건학분야에서, 생리화학은 유럽 등에서, 생물화학은 이외의 분야에서 사용된다. 생화학은 처음물질(생체)의 성분분석을 연구한 데서 시작하였으며, 좀더 포괄적으로 생체의 화학성분, 성장 및 보존의 생명현상과 활동을 분자수준(分子水準)에서 화학. 물리. 생물학적 방법을 이용하여 연구하는 학문이라고 정의 할 수 있다. 이러한 생화학의 대상에는 바이러스, 곰팡이에서 식물. 동물 및 사람에 이르기까지 전 생명체가 모두 해당된다. 이와 같이 생화학에서 다루는 연구범위는 광범위하다.

이를 간추려보면 생체 구성성분의 분석, 생체에서 흔히 보는 거대분자 (macromolecules)의 구조, 효소의 촉매작용(catalysis), 사람과 기타 생명체에 필요한 영양소와 이들의 작용, 이 영양소들의 대사 (metabolism)와 이용, 에너지의 생성과 이용, 세포의 구조와 화학적

---

29) 김윤수. 실험문제풀이생화학. 서울, 의학문화사, 1988.
30) 하두봉. 생화학. 동아원색세계대백과사전. (제16권). 서울, 동아출판사, 1983.
    p. 490.

기능, 세포의 증식 및 유전인자의 작용 등, 생명에는 수천의 화학반
응이 관여하는데 이 반응들에 관여하는 특수 효소들의 조화와 협동,
분화된 기관의 특수기능, 체액의 양과 수분의 조절, 수정란(fertilized
egg)의 분화, 면역의 화학적 규명, 행동의 화학적규명, 세포막의 작
용, 신경계의 구조와 작용, 질병의 분자수준에서의 규명등이 그 범위
에 해당한다. 이렇듯이 생화학은 의학. 치의학. 수의학. 약학. 간호
학. 농예화학. 농업생물학. 수산학 생물공학등의 기본학문이 된다.'31)

6) 약리학(Pharmacology)

이우주에 의하면 '약리학'의 범위와 분화된 학문들을 자세히 살펴
보면 약리학(藥理學: pharmacology)은 희랍어의 phamakon(약물)과
logs(과학)에 기원한 용어로서 그 뜻하는 대로 약물에 관하여 연구
하는 과학이다. 현재 약물에 관한 학문이 분화된 중요한 학문으로서
는 다음과 같은 연구 분야가 있다.

    생약학(Pharmacognosy)
    약제학(Pharmaceutics)
    약역학(Pharmacokinetics)
    약동학(Pharmacodynamics)
    약치학(Pharmacotherapeutics)
    독물학(Toxicology)

위에 열거한 약물에 관한 여러 과학 중에서 약리학은 주로 약역학과
약치학을 취급하고 있고, 생약학 및 약제학은 따로 약학대학의 필수과
목으로서 취급되고 있다. 따라서 약리학, 특히 의학도들이 필요로 하는
약리학은 '약물을 생체에 투여했을 때 그 약물로 인하여 일어나는 생체

---

31) 蔡範錫. 생화학. 원색최신의료대백과사전. (제10권). 서울, 도서출판시태양사,
   1991. pp. 58~59.

현상의 변화를 연구하고, 나아가 질병의 진단 치료 및 예방을 위하여 합리적 약물응용을 목적으로 하는 학문'이다. 이 정의는 아주 간단하지만 약리학의 연구는 광범위하다. 즉 약물의 투여방법부터 시작하여 약물의 흡수, 체내분포와 약물의 체내 화학적 변화와 배설 등에 이르기까지 생리학적 및 생화학적으로 탐구하는 것이 보통이다. 그리하여 약리학을 생리학적 약리학(physiological Pharmacology)과 생화학적 약리학으로 구분하기도 한다.

약리학 연구의 대부분은 동물실험에 의하여 이루어지고 있으나 동물실험의 결과가 반드시 사람에게도 꼭 같다고는 할 수 없고, 의학에서의 약리학의 궁극적인 목적은 약물을 사람의 질병치료에 응용하는데 있기 때문에, 사람에 대한 약물의 작용을 연구하는 것이 필요하다. 그러므로 사람을 상대로 하여 약물의 작용 및 효과를 연구하는 것을 특히 인체약리학(human pharmacology) 또는 임상약리학(clinical pharmacology)이라고도 한다. 최근에는 약리학을 연구하는 기관(器官)별로 순환기약리학(cardiovascular pharmacology), 정신약리학(psycho pharma cology), 면역약리학(immuno pharmacology) 등의 명칭으로 부르기도 한다.'32) 그리고 박선섭에 의하면 "약리학은 실험약리학, 임상약리학, 비교약리학, 분자약리학, 유전약리학으로 분류하며 최근에는 기관별로 순환계약리학, 정신약리학, 면역약리학 등으로 세분한다. 한편 약리학 분과와 관련된 학문은 생약학, 약력학(약동학), 약제학(약학), 독물학, 약치학으로 구분한다."33)

또한 '약리학'은 약에 대한 특성과 효과를 연구하는 학문으로서 '약학'분야에서 다시 논술하고자 한다.

7) 기생충학(Parasitology)

양용석에 의하면 "기생충학(parasitology)은 기생충(parasite)과 宿

---

32) 이우주. 약리학, 서울, 연세대학교 의과대학 약리학교실. pp. 1~3.
33) 박선섭. 임상약리학. 서울, 현문사, 1992. pp. 15~16.

主(host)와의 여러 가지 관계를 연구하는 자연과학"34)으로 정의하고 있다. 연세의대 기생충학교실에 의하면 "기생충은 자연계에서 독립적으로 생명을 유지할 수 없으며, 반드시 다른 종류의 생물체에 의존하여야만 생명을 유지할 수가 있다. 생물이 자연계에서 생활하는 양식 중에 한 생물이 다른 생물의 체표(體表) 또는 체내(體內)에 일시적으로 또는 지속적으로 기거생활하는 현상을 기생(寄生)또는 기생생활이라 한다. 이때 기생하는 생물을 기생물(parasite)이라 하며, 기생물이 붙어사는 생물을 숙주(host)라고 한다. 기생물은 바이러스(virus), 리켓티아(rickettsia), 스피로헤타(spirohaeta) 등의 소속불명의 것으로부터 세균류, 진균류 등의 식물 원충류에 이르기까지 그 범위가 넓으나, 그중 동물성인 기생물(기생충)(zooparasites)만을 취급하고 연구하는 과학을 기생충학(parasitology)이라 하고, 식물성기생물 및 이와 가까운 기생물은 미생물학(microbiology)분야에 속한다."35)

인체기생충학(medical parasitology)은 의학의 일부로서 인체와 관계되는 기생충만 연구의 대상이 되며, 여기에는 原生動物에 속하는 原蟲類(protozoa)와 後生動物에 속하는 吸蟲類(trematodes)와 條蟲類(cestodes) 그리고 線蟲類(nematodes)가 있고, 節足動物에 속하는 昆蟲類(insecta)가 포함되는데, 곤충류는 醫用昆蟲學(medical entomology)에서 취급한다.

주정균에 의하면 "인체기생충학은 동물 기생충학(animal parasitology)의 일부이다. 동물기생충학은 기생충과 숙주사이에 이루어지는 상호관계를 면밀하게 연구하는 학문이다. 그 중 사람에게만 기생하는 기생충만을 연구하는 학문을 인체기생충학(medical parasitology)이라고 하며, 가축에 기생하는 기생충만을 연구하는 학문을 가축기생충학(veterinary parasitology)이라고 한다. 인체기생충중에서 기생충이 숙주의 체표면에만 기생하는 것을 외부기생충(endoparasite), 숙주의 체

---

34) 양용석. 인체기생충학. 서울, 대학서림, 1985. p. 3.
35) 연세대학교 의과대학 기생충학교실. 기생충학. p. 1.

내에 기생하는 기생충을 내부기생충(endoparasite)이라고 한다. 사람과 밀접한 관계를 가지고 있는 내부기생충에는 단일세포로 구성된 원충류(protozoa)와 다세포로 구성된 윤층류(helminth)가 있다. 원충류를 연구하는 학문을 원충학(protozoology)이라고 하며, 윤충류를 연구하는 학문을 윤충학(helminthology)이라 한다. 외부기생충에서는 인체에 기생충을 매개 전파하는 흡혈성곤충(blood sucking insect)에 중점을 두고 연구하는 학문을 의용곤충학(medical entomology)이라고 한다."36) 그러므로 medical parasitology에 관련된 주제항목을 계층적 순서에 따라 일거하면 다음과 같다.

> 기생충학(Medical parasitology)
> 내부기생충학(Endoparasite)
> 원충학(Protozoology)
> 윤충학(Helminthology)
> 線蟲類(Nematode)
> 吸蟲類(Trematode)
> 修蟲類(Cestode)
> 외부기생충(Ectoparasite)
> 의용곤충학(Medical entomology)

8) 유전학(Medical genetics)

김한화에 의하면 '모든 생물은 종에 따라서 각각 그 특징을 규정하는 고유의 설계도를 가지고 있으며 발생과 성장과정에서 그들 특유의 형질을 발현하기 마련인데, 그 설계도는 양친으로부터 물려받아 다시 그 손자에게 전달해준다. 이와 같이 생물학적 특징을 규제하는 설계도를 물려받고 이어주는 과정을 유전(heredity)이라 한다. 이와 같이 생물이 생명을 이어받고 이어주는 과정에서 일어나는 유전과 변이를 연구하는 분야를 유전학(genetics)이라 한다. 이런 의미

---

36) 주정균. 최신기생충학. 서울, 형설출관사, 1979. pp. 11~12.

에서 인류유전학(human genetics)은 생물로서 인류를 연구하는 과학
(human biology)의 일부분으로서의 기초과학이지만, 응용과학의 하
나로 인간사회의 특수성과 밀접한 관계를 가지며, 특히 의학분야에
서는 예방의학 및 법의학과 병행하여 사회의학의 성격도 갖게 된다.
따라서 인류유전학은 광범위한 학문으로 여러 인접과학의 분과로 발
달하고 있는데, 그 중 인류유전학의 범위에서 취급되는 중요한 분야
는 다음과 같다.'37)

    세포유전학(Cytogenetics)
    생리유전학(Physiological genetics)
    유전생화학(Biochemical genetics)
    집단유전학(Population genetics)
    인종유전학(Racial genetics)
    유전의학(Medical genetics)
    방사성유전학(Radiation genetics)
    약리유전학(Pharmacogenetics)
    분자유전학(Molecular genetics)

그러므로 이상에서 보는 바와 같이 '기초의학' 부문의 주요한 골격은
Anatomy, Physiology, Pathology, Microbiology, Biochemistry, Pha-
rmacology, Parasitology, Medical genetics라고 볼 수 있고 Cytology,
Histology, Embryology는 Anatomy의 하위주제이며, Immunology와
Semlogy는 Microbiology의 하위주제 이다.

---

37) 김한화. 기초의학유전학. 서울, 정문각. 1994. pp. 13~15.

2. 임상의학부문

앞에서 밝힌 바와 같이 이부영에 의하면 '임상의학(진료과목)분야에서는 내과계열과 외과계열이 서로 강한 영향을 주고받으면서도 전통적이며 독자적인 영역을 유지하면서 각각 질병과 해부학적 부위를 중심으로 분화 발전하였다. 그에 따라 19세기 말기부터 20세기 전반에 걸쳐 20여개 진료과목으로의 분리와 해당학회의 성립과정을 거치게 되었다. 우리에게 익숙한 기본 진료과목과 임상학회들이 자리를 확고히 한 것이다. 그리고 20세기 후반에 들어서는 여러 의학분야의 세부전문분과화(subspecialization and supra-specialization) 경향이 거듭되는 한편 새롭게 전문분과들 사이의 결합현상이 대두되었다. 그리고 이에 따라 의과대학 교육과정이 변화(통합교육)하고 새로운 영역의 전문의 및 학회가 탄생하는 모습을 보이고 있다.

'내과학은 임상의학의 가장 근간을 이루고 있는 영역이며, 의과학에 대응하는 개념으로 아주 폭넓은 분야를 포함하는 임상과다. 오늘날 내과학이라고 불려지고 있는 의학의 내용과 범위는 임상의학이 성립된 역사와 같이 시작되었으며, 임상의 경험을 축적하고 체계화, 법칙화, 이론화시킨 것으로 과거의 임상의학은 내과학 그 자체였다. 내과학이라는 의학의 本山으로부터 다른 의학분야를 파생시켜 오늘날의 임상의학이 성립된 것이다. 내과와 의과를 구분하는 것은 대상 질환에 의한 구별이 아니고 치료방법에 따른 구분이라고 보아야 할 것이다.

외과학은 인체에 칼을 대어 치료하는 방법에서 시작한 것이다. 질병 자체에 내과적 질환과 외과적 질환의 구별이 있는 것이 아니고, 하나의 병변에 대하여 취해지는 치료의 방법이 내과적인가 의과적인가의 차이다. 이러한 내과학의 범위에 포함되어 있던 정신과학, 신경과학, 소아과학, 피부과학 등이 각각 해당분야의 의학적 발전, 의학지식의 대량 팽창과 거기에 대응하는 의료기술의 발전과 다양화, 복잡화로 인하여 임상의학내의 독자적인 전문분야로 분화, 독립하면서 오늘날의 내과학이 남게 되었다. 이것 역시 다른 임상학과 같은 원리에 따라 다시 전문화, 세분화되면서 여러 개의 내과학 세부분과로 분화하게 되었다. 오늘날 내과학이 세분화되어 分科로 분화되는 근거는 국제적 질병분류법과 맥락을 같이하는 것으로 내과학도 각종 장기조직의 세밀한 의학적 연구와 거기에 대응하는 의료기술의 발전에 도움을 받아 세부분과로 현저하게 분화되었다. 금후에는 점차 초세분화 되는 경향을 보이고 있다. 현재 내과학은 다음과 같이 10개의 분과로 분류되고 있다.

순환기학(Cardiology)
소화기학(Gastroenterology)
호흡기학(Pulmonary medicine)
내분비대사학(Endocrinology & Metabolism)
신장학(Nephrology)
혈액학(Hematology)
종양학(Oncology)
면역, 알레르기학(Allergy & Clinical immunology)
감염병학(Infectious diseases)
膠原病學(Rheumatology)

이상에서 1-6까지는 장기의 해부학적 계통별 질환들을 중심으로 분류되고 분화 발전되어 細部分科(subdivision)로 독립성을 갖게 된 반면, 7-10까지는 다루는 대상 장기와 무관한 장기 비특이적인(organ-nonspecific) 분과로서 감염증이나 알레르기성 질환과 같이 과거부터 잘 알려진 질환도 있지만 교원병, 자가면역질환 등 면역학, 유전학 등의 급속한 발전에 의하여 새로이 인식된 질환을 대상으로 하는 분과가 탄생되었으며 종양내과학은 항암화학요법이라는 새로운 치료법의 개발과 함께 임상 종양학이 발전하게 됨으로써 새로운 분과로 등장하게 된 것이다. 또한 급격한 의학 및 의료기술의 발전과 다양한 사회적 요구에 부응하기 위해 의학의 전문화와 세분화 경향은 피할 수 없는 대세이며, 내과학의 범위에 포함되어 있던 '소아과학' '피부과학' '신경과학' '정신과학' 등도 체계적인 발전에 힘입어 임상의학의 전문영역으로 성장, 독립하게 되었다.

'외과학에 있어서는 특히 제2차 세계대전 이후 의과의 분화가 공인을 받아 골관절을 다루는 整形外科, 腦 및 말초신경을 다루는 神經外科, 심장혈관외과 몸의 일부를 재건하고 성형하는 성형외과, 마취 및 중환자 치료를 맡는 마취과학 등이 독자적인 학문분야로 독립하였다. 그리고 과거로부터 外科學(surgery)이라고 부르던 분야 중 남아있는 外科기본총론 및 腹部外科(basic surgical principles and abdominal surgery)를 중심으로 한 핵심 분야를 이들 분과들과 구분하기 위하여 一般外科(general surgery)라고 부르고 있다. 1960년대에 외과에서 정형외과, 신경외과, 흉부외과 및 마취과가 독립하여 독자적인 전문의과정이 인정되었고, 1970년대에는 성형외과가 독립하였다. 또한 외과학의 세부전문분야는 다음과 같이 나타낼 수 있다.'38)

> 일반외과학(Surgery)
> 신경외과학(Neurosurgery)
> 흉부외과학 및 심장혈관의과학(Thoracic surgery, cardiovascular surgery)
> 정형외과학(Orthopedic surgery)
> 성형외과학(Plastic surgery)
> 소아외과학(Pediatric surgery)
> 이비인후과학 및 안과학(Otorhinolaryngology, ophthalmology)
> 마취과학(Anesthesiology)

노인의학은 배영철(외)에 의하면 '노인의 건강문제를 다루는 의학의 한 전문분야로 노인의 질병과 장애를 치료하고 예방하는 학문이

---

38) 이부영. 의학개론(I). 서울, 서울대학교출판부, 1994. pp. 296~326.

다. 영국의 노인의학회(British Geriatrics Society)에서는 "노인의학은 노인들의 질병에 대한 임상적, 예방적, 치료적 및 사회적 측면을 다루는 일반의학의 한 분야이다"라고 정의하고 있다. 그리하여 노인의학은 노인학과 더불어 생체학적, 정신적 그리고 사회적 관점에서 노화(aging)에 관하여 연구하는 학문으로 노화의 기전이나 유전적 조절 등에 관한 관심이 고조되고 있다. 이와 같이 노인의학은 의학적 요구 및 사회적 필요성에 의해 대두되었으며, 이제는 노인의학이 새로운 학문이 아닌 모든 사람의 호응을 얻고 있는 의학의 한 전문분야로 이미 성장하였다.'39)

다음으로 김진호(외)에 의하면 "재활의학은 일반적으로 장애가 있는 사람이주어진 조건하에서 최대한의 신체적, 정신적 사회적 능력과 그의 취미, 직업, 교육 등의 잠재적 능력을 발달시켜주어 그 사람으로 하여금 가능한 한 정상에 가까운 생활을 할 수 있게 하여주는 분야로 정의될 수 있다. 따라서 재활의학은 예방의학, 치료의학에 이은 제3의 의학이라고 재활의학의 아버지, Howard Rusk는 제창하였다."40)

그리하여 임상의학분야는 a. 내과계열 b. 의과계열 c. 기능적 계열로 나눌 수 있다. 이상의 임상의학의 항목에서 의학문헌에 수록된 것을 토대로 하여 그 세부항목을 열거하변 다음과 같다.

a. 내과계열

1) 내과학

이부영에 의하면 내과학은 "장기의 해부학적 계통별 질환들을 중심으로 분류, 분화 발전되어 세부분과(subdivision)로 독립성을 갖게 된 분야로서 다음과 같이 구분된다."41)

---

39) 배영철, 이영진 공저. 노인의학. 서울, 고려의학, 1996. pp. 1~3.
40) 김진호, 한태윤. 재활의학. 서울, 삼화출판사, 1996. p. 1.

    순환기학(Cardiology)
    소화기학(Gastroenterology)
    호흡기학(Pulmonary medicine)
    내분비, 대사학(Endocrinology & Metabolosm)
    신장학(Nephrology)
    혈액학(Hematology)

그리고 대상장기와 무관한 장기 비특이적인(organ-nonspecific) 분과로서 다음과 같이 4개의 분과로 분류하고 있다.

    종양학(Oncology)
    면역, 알레르기학(Allergy & Clinicl immunology)
    감염병학(Infectious diseases)
    교원병학(Rheumatology)

한편 한국의학교육학회에서는 이상에서 밝힌 이부영과는 달이 장기의 해부학적 계통별 질환과 장기 비 특이적인 분과로 구분하지 않고, 내과학 전체를 다음과 같이 12개의 항목으로 구분하고 있다.[42]

    소화기학(Gastroentology)
    간 및 담도질환(Hepatic ductal diseases)
    순환기학(Cardiology)
    호흡기학(Pulmonary medicine)
    대사 및 영양질환(Metabolism and nutrition diseases)
    내분비 및 골대사질환(Endocrinology and bone metabolism diseases)
    신장(Nehrology)
    혈액학(Hematology)

---

41) 이부영. Op. cit. pp. 324~326.
42) 한국의학교육학회/학습목표연구회. 의과대학학습목표. 서울, 한국의과대학장협의회, 1998. p. 309.

종양학(Oncology)
감염성질환(Infectious diseases)
알레르기, 면역성질환(Allergy and Immune diseases)
교원병학(Rheumatology)

그리하여 이상에서 보는 바와 같이 한국의학교육학회에서는 '간 및 담도질환'과 '대사 및 영양질환'의 두 가지 항목을 추가로 제시하고 있음을 알 수 있다.

2) 피부과학(Dermatology)

대한피부과학회에 따르면 "피부과학은 내과학의 일분과로 피부와 가시(可視)점막에 증상이 나타나는 모든 질환을 연구대상으로 하고 있다." 대한피부과학회에 의하면 "피부과는 성인질환(性因疾患), 병리조직학, 진균학, 알레르기 및 면역학, 외용약, 소아과, 방사선치료 등에 중점을 두고 있다."[43]

3) 소아과학(Pediatrics)

高昌俊에 따르면 "소아과는 아동을 대상으로 하는 일반내과로서 성인에 대한 내과와는 큰 차이점이 있다. 내과에서는 질병의 진단과 치료에 중점을 두고 있지만 소아과에서는 질병의 진단과 치료는 물론이고 어린이의 성장발달을 매우 중요시한다. 따라서 단순히 질병이 아니라 소아의 건전한 육성과 성장발달을 고려하면서 소아의 정신적 심리적 신체적 그리고 감정적인 것을 대상으로 하고 있다. 소아과는 소아의 성장발달을 고려하여 소아의 건전한 육성을 취급하는 소아보건과 질병의 진단과 치료를 취급하는 소아병학으로 나누어진다."[44]

---

43) 대한피부과학회 간행위원회. 피부과학. 서울, 여문각, 1988.
44) 高昌俊. 소아과학. 원색최신의료대백과사전. (제10권). 서울, 도서출판 신태

4) 신경학(Neurology)

金凡生에 의하면 "신경학은 신경계통의 장애 또는 질환을 치료의 대상으로 하는 의학의 한 분야로서, 신경계는 뇌와 척수로 구성된 중추신경계와 뇌신경 및 척수신경으로 구분된 말초신경계, 그리고 교감신경과 부교감신경으로 구성된 자율신경계로 구분된다."45)

5) 정신의학(Psychiatry)

민성길에 하면 '정신의학은 정신장애와 나아가 건강상태와 병적상태애서의 개인의 행동을 연구하고 치료하는 의학의 한 분야이다. 정신의학은 임상의학의 다른 분야들에 비해 몇 가지 특징을 가진다. 첫째, 그 대상이 정신(mind)이라는 것이다. 정신이란 개념은 과학적 연구 대상이 되기에는 너무 포괄적이어서 행동(behavior)이라는 말을 쓰도록 권장되기도 한다. 이러한 주관적인 정신적 경험과 객관적 행동이라는 두 가지의 통합된 개념이 인격(personality)이라 할 수 있다. 인격을 정의한다면 개인의 특징적이고 지속적으로 반복되는 행동양상이라 할 수 있다. 정신의학의 대상은 바로 이 인격이라 하겠다. 둘째, 다른 의학은 그 방법이 객관적이며 계량적임에 비해 정신의학에서는 주관과 이해의 요소가 많다. 셋째, 정신의학의 목적이 단순히 정신질환을 치료하는데 그치지 않고 그와 관련된 유전학 또는 생화학 등 생물학적 요인들과 심리적 요인 그리고 나아가 가족, 사회, 종교 등 사회적 요소까지 포괄적으로 이해하고 다루는데 있다. 이러한 정신의학은 다음과 같이 구분되고 있다.

> 임상정신의학(Clinical psychiatry)
> 임상정신의학은 정신의학의 핵심으로서 실제 정신질환을 진단하고 치료하는 분야이다.

양사, 1991. p. 170.
45) 金凡生. 신경과. 원색최신의료대백과사전. (제10권). 서울, 도서출판 신태양사, 1991. p. 146.

생물정신의학(Biological psychiatry)

생물정신의학은 정신질환과 관련된 신경해부학, 신경생리학, 생화학, 신경내분비학, 신경약리학 등 신경과학(neuroscience), 분자생물학, 유전학 및 정신약물학 그리고 동물행동의 연구 등을 포괄하는 분야이다.

정신병리학(Psychopathology)

정신병리학은 환자의 병적 정신상태에 대한 원인과 증상에 대한 연구분야이다.

사회정신의학(social psychiatry)

사회정신의학은 정신질환을 사회적 내지 문화인류학적 측면에 연구하는 분야이다.

정신신체의학(Psychosomatic medicine)

정신신체의학은 정신적 요인으로 나타낸 신체증상 및 신체질환과 관련된 정신질환적 요소 등 정신과 신체간의 상호작용에 관한 연구분야이다.

행동과학(Behavioral science)

행동과학은 정신의학에서의 지식과 기타 신경과학과 생물학, 그리고 심리학과 사회과학적 연구에서 나온 지식을 응용하여 인간의 정상적 행동에 대하여 통합적으로 연구하고자 하는 학문이다.'46)

b. 외과계열

외과계열학문에 있어서는 외과학과 외과계열학이라고 구분할 수 있으므로 이두 가지로 나누어서 살펴보고자 한다.

1) 외과학(Surgery)

김진환 등에 의하면 "외과학은 약물요법을 주로 하는 내과에 대하여, 주로 수술에 의하여 기형, 의상, 염증, 종양 등을 진료하는 의학의 한 부문으로서, 의과의 기초적 방면과 복부외과를 포함하는 일반외과, 폐외과 심장외과 등의 흉부외과와, 체표의 추형과 기형을 성형

---

46) 민성길. 최신정신의학. 서울, 일조각, 1995. p. 1~2.

하는 성형외과학으로 구분되는데, 이에 대한정의는 여러 학자들 간에 조금씩 차이는 있겠으나 누구나 일치되는 의견은 신체의 변형을 교정하고 기능상의 결합을 치료하여 주는 의과의 한 분야라고 알려져 있다."47)

강진성에 의하면 '현대적인 의미에서 성형외과란 선천적 또는 후천적으로 피부와 그 밑에 있는 근과 골격에 결손 또는 변형이 있을 때 그 형태는 물론이고기능도 개선해주는 의과의 한 분과라고 정의할 수 있다. 성형의과는 애초에 눈에 띄는 조직 결손을 재건하는 일을 했으나, 오늘날에 와서는 그 일 뿐 아니라 온갖 선천성 및 후천성 변형을 기능적 및 외양적(外樣的)으로 개선해 주는 일까지도 하기 때문에 그 영역이 해부학적으로나 계통적으로 어느 한 부위에 국한되어있지 않고 매우 광범위하다. 그리고 성형외과의 영역이 이비인후과, 안과정형외과, 소아외과, 비뇨기과, 치과 등 다른 임상분과들의 영역과도 상당히 중복되어있다. 성형외과에서 주로 치료하는 대상은: 급성 내장외손상(extravisceralinjuries), 조직이식, 화상과 안면손상, 선천성 및 후천성기형, 두경부종양, 수부외과, 미용수술 등이다.'48)

김영민(외)에 의하면 '정형외과는 수술적 혹은 비수술적으로 근골격계인 척추와 사지의 질환과 의상을 예방하고 진단 및 치료하는 것을 목표로 하는 의학의 한 분야이다. 현재 정형외과는 다른 의학분야와 마찬가지로 다시 여러 분과로 나뉘어 진료 및 연구를 수행하는 추세인데 흔히 소아, 척추, 견관절, 수부, 고관절, 슬관절, 족부등 연령과 해부학적 부위에 따라 나누며 외상, 관절경, 스포츠의학, 종양, 미세수술, 인관절등도 독립된 분과를 형성한다.'49)

---

47) 김진환(외). 성형외과학. 서울, 군자출판사, 1994. p. 3.
48) 강진성. 최신 성형외과학. 대구, 계명대학교출판부, 1995. pp. 1~2.
49) 김영민, 정문상, 성상철. 학생을 위한 정형외과학. 서울, 군자출판사, 1998.
    p. 1.

金國起에 의하면 '신경외과학은 뇌척수 및 자율신경계를 포함한 말초신경계에 생기는 모든 질환을 외과적으로 치료하는 학문을 말하며, 점차 세분화되어 신경외상학, 척수신경외과, 소아신경외과, 뇌혈관외과. 뇌종양외과 등으로 구분된다. 그리고 일반외과의 한 분과이었으나 새로운 학문으로 자리잡기 시작한 응급의학이 있다.'50)

2) 외과계열학

대한비뇨기과학회에 따르면 "비뇨기과학은 비뇨기 및 남성생식기관, 여성에서 비뇨기관(urinary organ)의 질환을 다루는 학문으로 외과학의 한 전문분야이다."51)

이비인후과학은 이과학, 비과학, 인후과학이 주체가 되며, 현재는 두경부외과학, 기관식도과학도 이비인후과학의 전문영역으로 다루어지고 있다.

안과학은 안구, 안구부속기, 시로(visual pathway)등 눈에 관한 기관의 해부, 생리, 병리, 치료 및 질병예방을 취급하는 학문이다.

산부인과학은 산과와 부인과학이 결합된 의학부문을, 산과학은 임신, 분만, 산요 등 여성의 생식에 관한 특수성 때문에 별도로 독립하여 다루어지기도 하지만 여성의 성기와 생리를 주 대상으로 하는 부인과학과 밀접한 관련이 있기 때문에 산부인과학으로 종합하여 다루어지고 있다.

마취과학은 우선 김종대(외)에 따르면 '마취란 감각이 없는 것을 말하며 마취는 신체의 일부만 영향을 주는 부위마취와 의식이 소실되는 전신마취로 나눌 수 있다. 이러한 마취과학의 업무영역은: 외과적 마취관리, 마취와 수술시 생명기능보전, 무의식관리, 통증관리, 심폐소생술, 흡입요법, 수액과 전해질 및 대사관리 이며, 이러한 마

---

50) 김국기. 신경외과. 원색 최신 의료 대백과 사전. (제11권). 서울, 도서출판 신태양사, 1991. pp. 153~154.
51) 대한비뇨기과학회. 비뇨기과학. 서울, 고려의학, 1996. p. 13.

취는 크게 전신마취, 부위마취, 특수마취의 3가지로 구분될 수 있
다.'52)

c. 기능적 계열

1) 방사선과학(Radiology)

한만청에 의하면 "방사선과학은 다양한 방사선을 의학적 진단 및
치료에 응용하는 학문으로서 그 목적 및 수단에 따라 진단방사선과
학, 치료방사선과학, 방사성 핵종을 이용하는 핵의학, 그리고 방사선
물리나 방사선생물학을 연구하는 기초방사선과학으로 세분된다. 진단
방사선과학은 그 해부학적 부위와 대상에 따라 흉부, 근골격, 위장관,
비뇨생식기, 신경, 심혈관, 소아 및 중재적 방사선과학으로 나누어진
다. 중재적 방사선과학이라 함은 진단방사선과학의 새로운 분야로 투
시, 초음파촬영, 전산화단층촬영 등의 영상 유도 하에서 진단방사선
과 수기로 수술에 대치되는 치료적 시술을 시행하는 분야이다."53) 그
중 핵의학교육연구회에 따르면 "핵의학은 매우 급속히 변하고 발전
하고 있는 학문으로서 방사성 및 안정된 핵종의 특이한 성질을 이용
하여 신체의 해부학적 또는 생리학적 생태를 진단, 평가하고 개봉된
방사성선원으로 치료하는 의학의 전문분야이다. 새로운 학문분야에
직접적으로 기초가 되는 방사성의 약품의 개발이나 영상화기술의 연
구 등은 물론 핵물리학, 방사선생물학 및 방사약학도 포함된다. 현재
의 핵의학은 크게 네 분야로 구분할 수 있다. 즉 영상분석을 이용한
체내검사, 체액을 측정검사하는 체외검사, 방사성동위원소를 이용한
생물학적 검사 및 방사성동위원소치료이다. 그리고 방사성의약품과
핵의학기기를 연구, 개발하는 기초연구분야도 포함된다."54) 그리고

---

52) 김종대(외). 기초마취과학. 서울, 도서출판 아카데미아, 1996. pp. 17~25
53) 한만청. 진단방사선과학. 서울, 일조각, 1997. p. 1.
54) 핵의학교육연구회. 핵의학입문. 서울, 고려의학, 1997. p. 1.

"고창순"은 현재의 "핵의학을 크게 다섯 분야로 구분하여 즉 영상분석을 이용한 체내검사, 체액을 측정검사하는 체외검사, 방사성동위원소를 이용한 생물학적 검사, 방사성동위원소치료, 그리고 방사성의약품과 핵의학기기를 연구, 개발하는 핵의학기초 연구분야라고 기술하고 있다."55)

2) 재활의학(Rehabilitation)

전세일에 의하면 "재활의학의 창시자라고 할 수 있는 미국에서는 물리의학 및 재활(physical medicine and rehabilitation)이라고 부른다. 모든 치료법은 화학적 요법(chemical therapy) 물리적 요법(physical therapy), 심리적 요법(psychological therapy) 수술적 요법(surgical therapy)등의 4가지 범주로 구분되는데 재활의학에서는 물리적인 치료를 특히 많이 이용하는 분야라 해서 물리의학을 강조한 것이다."56) 또한 오정회에 의하면 "재활이란 파산, 재해, 전쟁 등으로 인한 파괴 또는 파산상태에서 다시 복구한다는 뜻으로 사전에는 풀이되어있으나 인체의 재활은 신체적 또는 정신적 질환을 의학적인 치료는 물론 기능적인 회복과 심리적이며 사회적이고 직업적인 면까지 치료에 포함시켜 사회인으로서의 인간 또는 전체인간으로의 복귀를 의미한다. 재활의학이란 환자를 신체적 정신적 사회적 또는 직업적으로 사회에서 정상에 가까운 생활을 하게하기위해서 최대한 기능을 회복시켜 생활할 수 있도록 치료하는 의학을 말한다. 물리의학은 물리적인 요인, 즉 열, 광선, 물, 전기 또는 힘과 운동 등의 역학적 기전을 치료 매개로하는 의학을 말하며 이는 재활의학의 치료양식으로 적용된다. 재활의학은 치료의학, 예방의학에 이어 발달된 제3의 의학(the 3rd phase of medicine)이다."57)

---

55) 고창순. 핵의학. 서울, 고려의학, 1992. p. 2.
56) 전세 일 재활치료학. 서울, 계측문화사, 1998. p. 17.
57) 오정희. 재활의학. 서울, 대학서림, 1997. p. 11.

3) 임상병리학(Clinical pathology)

曹泳珠에 의하면 '임상병리는 발병기전과 건강자의 신체기능에 관계되는 모든 요인들에 대한 연구 등을 포함하며 병의 진행과 치료과정 중에 병리학적 변화양태를 추구하며 그를 확실한 진단과 치료에 이용함은 물론 이를 토대로 질병예방에 힘쓰게 한다. 임상화학, 미생물학, 혈액학, 병리조직학, 세포학, 면역학, 기생충학, 전산학, 독물학, 혈액면역학, 醫動物學, 기기분석학, 수학, 생물학 등을 내용으로 한다.

임상화학은 일반화학, 무기·유기분석, 유기화학 및 생화학을 이수하고 인체 내 모든 화학물질의 섭취, 대사, 기능 및 배설 등의 경로를 알고 기능이상이 있을 때 그들이 정상적인 상태와 어떻게 달라지는지를 알고 병에 따를 검사성적들의 변화양태를 알아봄으로서 역으로 검사치에 따른 진단이 가능케 된다. 이는 전자학, 물리학, 수학 등을 포함하여 정도관리와 정보처리 및 자동화에 대처할 수 있게 된다. 또한 해부학, 생리학, 병리조직학도 연관되어 있으며, 일반검사도 내포한다. 일반검사는 요검사, 척수액, 위액, 장액, 활액, 정액등의 체액분석과 결석과 양수등도 취급된다. 미생물학은 주로 병을 유발하는 미생물을 중심으로 그들의 형태, 발병기전 및 균동정과 약물에 대한 내성 등을 알아보아 이를 치료에 공헌하기 위하여 배양, 감별, 동정 등을 한다. 또한 미생물학은 세균뿐 아니라 곰팡이, 바이러스 등까지를 포함하며 이들을 항원으로 몸안에서 생성된 항체의 검출과 그 작용기전 및 검사법을 다루는 면역학까지를 포함한다.

혈액학은 혈구의 생성과 기능을 보며 혈액내의 모든 인자의 작용기전, 그들의 수적 변화, 형태와 기능변화에 영향을 주는 제반요인들을 추구한다. 적혈구, 백혈구, 혈소판의 수적·형태적 및 기능적 변화를 알기 위한 모든 과정을 알아보는 것이다. 또한 응고기전에 관계되는 인자들의 양적변화와 빈혈, 백혈병 및 기타 혈액질환에 관한 이론과 검사법의 원리, 과정, 결과 등의 해석 등을 포함한다.

　병리조직학은 세포학을 포함하여 정상과 병적 상태에서 조직과 세포의 형태적·기능적 변화를 보기 위하여 부위별로 염색, 검경 등에 필요한 이론과 실기를 내용으로 하며, 부검(autopsy)등에 의한 사인규명까지를 포함한다. 기생충학은 외국에서는 미생물의 일부로 보아 그 부문에서 취급한다. 또는 곤충학도 여기에 포함된다.

　전산학은 전자학, 전기, 물리, 수학 등을 알고 컴퓨터에 의한 제반 정도관리, 정보관리, 운영합리화 등에 공헌한다. 독물학은 유독물질의 체내축적, 병독작용, 배설기전 등을 추구하고 약물농도의 추적으로 체내약효 지속시간 등을 정확히 하므로 중독상태가 아닌 치료극대를 위해 필요하다.

　醫動物學은 인체실험을 할 수 없는 여러 약물과 미생물의 체내주입으로 병을 유발하고 이어 약물을 투여하여 치료효과여부를 판단하기 위한 예비실험을 위한 쥐, 토끼, 양, 모르모트, 소, 말 등의 사육, 관리, 실험, 처치 등을 포함한다.

　기기분석학은 자동화추세에 따라 모든 기기의 구조, 기능, 관리, 간단한 수리 등에 필요한 원리와 사용법을 올바르게 아는 데 있다. 수학, 생물학 뿐 아니라 모든 교양과목이 전공을 꽃피우기 위한 기초요, 터전이 되는 것은 말할 나위가 없다. 전문가이기전에 인간이 되어야 하기 때문이다.'[58]

　김본원(외)에 의하면 "최근 의료계에서는 여러 임상검사를 실시하여 그 결과를 바탕으로 환자를 진단하고 치료하는 방향으로 바뀌고 있고, 이는 의료수준을 높이는데 매우 중요한 역할을 하고 있다고 할 수 있다. 이들 임상검사에서는 그것을 기초로 하고 있는 하나의 체계적인 학문이 있는데, 이를 임상병리학(clinical pathology)이라 한다. 임상병리학은 그 범위가 종래의 병리학뿐만 아니고, 임상미생물, 임상화학, 진단혈액학, 혈액은행, 진단면역학, 임상기생충학, 방

---

58) 甫泳珠. 임상병리학개론. 서울, 신광출판사, 1988. pp. 13~15.

사면역검사 등으로 광범위하고, 임상검사의 기술과 권리, 검사성적의 해석이외에 검사결과에 기초를 두어 질병의 성립여부, 치료과정 및 예후 판독에까지도 유의하지 않으면 안 된다. 국가에 따라서는 생리학적 검사(심전도, 뇌파검사, 근전도, 폐기능검사 등)까지도 포함시킨다."59) 그리고 대한임상병리학회에 따르면"임상병리학은 환자의 혈액, 소변, 체액, 조직 등의 검체를 이용하여 질병의 진단, 예후판단과 치료에 관계되는 검사들을 시행하고 해석하는 것을 중심으로 하는 검사의학으로서 다음과 같은 분야를 포함한다."60)

임상화학(Clinical chemistry)
진단혈액학(Diagnostic hematology)
임상미생물학(Clinical microbiology)
면역혈액학(Immunohematology); 수혈의학(Transfusion medicine)
진단면역학(Diagnostic immunology)
진단유전학(Diagnostic genetics)
검사정보학(Laboratory informatics)

4) 가정의학(Family medicine)

가정의학은 '연령, 성별 질병의 총류에 구애됨이없이 가족을 대상으로 지속적이고 포괄적인 의료를 제공하는 학문'이라고 이미 정의하였다. 가정의학의 연구분야에 대해서 미국의 가정의학연구협의회는 '건강과 질병, 의료전달체계, 의학교육 등의 3가지 큰 영역'을 설정하고 있다. 또한 윤방부에 의하면 '앞으로 연구할 가치가있다고 여겨지는 가정의학분야를 임상문제, 의료전달, 의학에서의 가족, 가정의학적 접근 등 네 가지로 크게 구분하고 있다.'61) 그리고 이미 앞에서 밝힌 바와 같이 "노인의학은 노인의 건강문제를 다루는 의학

---

59) 김본원(외). 알기 쉬운 병리학. 서울, 현문사, 1997. p. 19.
60) 대한임상병리학회. 임상병리학. 서울, 고려의학, 1994. p. 1.
61) 윤방부. 임상가정의학. 서울, 수문사, 1991. p. 27.

의 한 전문분야로서 노인의 질병과 장애를 치료하고 예방하는 학문
으로서 가정의학과 가장관련이 깊은 학문이다.

5) 간호학(Nursing)

李慶惠에 의하면 "간호학은 경험 과학적 방법으로 간호현상에 접
근하는 학문이며, 간호실체의 중심개념인 인간, 환경, 건강의 상호작
용을 연구하는 응용과학"62)이며 또한 하영수에 의하면 '간호과학은
인간이 건강을 유지, 증진하고 질병을 예방하며 질병으로부터 회복
하도록 간호를 제공하는 간호업무의 지침이 되는 과학적 지식체이며
이러한 간호과학 분야는 행정가, 교육가, 임상 가 및 상담가를 포함
하는 넓은 의미의 간호사가 행하는 모든 역할에 있어서 그 내용과
과정을 포함한다. 또한 서술, 설명, 예측 혹은 처방을 하기 위해 발
달된 이론뿐만 아니라 간호과학 분야의 중심적 현상과 관련된 연구
결과 및 특수한 학문분야의 구성원들에게 알리는데 필요한 학문분야
의 지식을 포함한다.'63) 현재 의과대학과 독립적인 간호대학으로 구
분되어 운영되고 있다.

그러나 현재 교육과정을 살펴보면 연세대학교 간호대학과 서울대
학교 간호대학의 교과과정64)을 비교하여 보면 아래와 같은 14개 항
목들이 공동으로 개설되고 있다.

간호학개론(Introduction)   정신간호학(Psychiatric nursing)
기본간호학(Basic nursing)   간호행정(Nursing administration)
성인간호학(Adult health nursing)   간호연구(Nursing research)
노인간호학(Geriatric nursing)   건강사정(Health assessment)

---

62) 李慶惠. 간호학. 원색최신의료대백과사전. (제1권). 서울, 도서출판신태양사,
　　1991. p. 108.
63) 하영수. 간호과학개론. 서울, 신광출판사, 1998. pp. 124~129.
64) 연세대학교요람(1997), 서울대학교교과과정(1997), 중앙대학교헌장
　　(1997/1998) 참조.

아동간호학(Child care nursing) 보건교육(Public health education)
모성간호학(Matrnity nursing) 청소년간호학(Juvenile nursing)
지역사회간호학(Community nursing) 산업보건간호학(Industrial public health nursing)

6) 치과학(Dentistry)

한택선에 따르면 "치과의학은 의학의 1분과로서 치아와 그 주위조직을 중심으로 구강전역 및 이들과 관련되는 인접부속장기일절에 대한 질병 및 기능장애에 관하여 연구하며 이것을 예방하고 처치하는 과학이다."[65] 그리고 김명래(외)에 따르면 '치과학은 치아와 구강 및 그 주위 조직에서 일어나는 질환이나 이상을 진단, 치료하고 그 기초 및 예방에 관한 연구와 교육을 목적으로 하는 의학의 한 분야이다. 치과학은 진료 과목명에서 유래된 것으로 치의학(dentistry, dental Medicine) 또는 口腔科學(stomatology)으로 불리고 있다.

대한의학협회의학회 및 전국의과대학치의학교육협의회에서 주관하여 1992년도에 개발한 "전국의과대학치과학교육과정 및 학습목표표준화"작업에서 치과학의 학습요목은 1학기 16시간을 기준으로 하여 다음과 같이 설정되었다.

치과학개론(Introduction)
구강악안면해부학(Oral and Maxillofacial Anatomy)
구강조직학(Dental Histology)
구강병리학(Oral pathology)
구강내과학(Oral medicine)
치과보존학(Operative dentistry, Restorative dentistry)
치주병학(Periodontology)
치과교정학(Orthodotics)
구강감염학(Oral and Maxillofacial infection)

---

65) 한택선. 치과학개론. 서울, 고대의대치과학교실, 1980. p. 5.

구강악안면의상학(Oral and Maxillofacial Traumatology)
구강종양학(Oral and Maxillofacial Tumors)
악안면기형학(Maxillofacial Deformity)
악관절질환(Temporomandibular Joint Disorders)
치과보철학(Prosthodontics)
구강보건학(Preventive Dentistry)
인공치아매식학(Dental implantology)

기타에도 위의 교육시간에 적절히 활용할 학습목표를 다음과 같이 설정하고 있다.

임상진료과목과 진료내용(임상치과학)(Dental specialties)
구강악안면방사선학(Oral and Maxillofacial Radiology)
구강악안면재건(Maxillofacial Reconstryction)

그리고 임상치과학인 치과의료의 진료과목은 의료법 및 의료법시행규칙에 의거하여 구강악안면의과(oral and maxillofacil surgery), 치과교정과(ortho-dontics), 치과보철과(prosthodontics), 치주병과(periodontology), 소아치과(pediatric dentistry, pedodontics), 치과보존과(operative dentistry), 구강내과(oral medicine) 또는 구강진단학(oral diagnosis), 구강악안면방사선과(oral and maxillofacial radiology), 구강병리과(oral pathology), 예방치과(preventive dentistry)등 10과목으로 분화되어 있고, "전문의 수련 및 자격인정 등에 관한 규정(대통령령)에 의거하여 의사에서와 같이 치과의사 전문의 수련과목으로 인정되어 있다."66)

7) 수의학(Veterinary medicine)

권영방에 의하면 "동물, 특히 소, 말, 돼지 등 가축의 질병의 치료 및 예방을 목적으로 하는 학문. 해부학, 생리학, 약리학, 미생물학, 병리학, 내과학, 외과학을 내용으로 하지만, 이 밖에도 축산업과 밀

---

66) 김명래(외). 의과대학생을 위한 치의학개론. 서울, 지성출판사, 1997. pp. 3~7.

접한 관계가 있는 번식학이나 육종학, 사육이나 이용면 등도 교육내용으로 하고 있다. 수의학의 기원은 오래되었지만, 1712년 프랑스의 이용에 수의학교가 설립되고 전문교육이 실시되어 근대 자연과학의 형태를 취하게 되었다. 수의학은 경제동물을 대상으로 하고 있기 때문에 반드시 철저한 치료를 할 필요없이 도살 또는 폐용하는 경우가 있으므로, 이점에서 일반의학과 근본적으로 다르다. 또 같은 견지에서 전염병, 영양장애, 번식장애 등이 특히 중요시 된다."67)

3. 사회의학부문

사회의학부문은 forensic medicine, public health, preventive medicine, 또는 population sciences로 나눌 수 있는데, 양재모에 의하면 "현재 공중보건학이 다루는 내용들은 질병관리, 환경위생, 역학, 보건통계, 모자보건, 산업보건, 보건교육, 학교보건, 우생(優生), 정신보건, 보건영양, 보건행정, 보건정책과 관리, 보건기획, 보건간호, 공해, 구강보건, 노인보건, 보건사회사업, 국제보건 등등이 있는데 그 범위는 계속 확대되고 있다."68) 따라서 사회의학부문의 주요한 교과는 public health와 preventive medicine이라고 볼 수 있고, 이 외에 forensic medicine, population sciences도 포함하는 것으로 볼 수 있다.

예방의학과 공중보건 편집위원회에 따르면 "공중보건학은 단적으로 말해서 공중의 보건을 향상시키는 학문이라 할 수 있다. 이 건강향상을 위한 방법은 단순하지 않으며, 개인과 가정의 건강향상을 위한 생활환경의 개선방법에서 지역사회주민의 집단건강을 발전시키기 위한 조직적 노력의 방법에 이르기까지 다양한데, 전자를 개인위생이라 하고, 후자를 공중보건이라 칭한다. 또한 위생학을 협의의 위생

---

67) 권영방. 수의학. 동아원색세계대백과사전(제18권). 서울, 동아출판사, 1983. p. 130.
68) 양 재모. 공중보건학강의. 서울. 수문사, 1986. p. 33.

학과 광의의 위생학으로 분류하는데, 협의의 위생학은 환경위생학을 말하며, 광의의 위생학은 건강과 관련이 있는 제사회요인을 다루는 현대의 공중보건학을 말한다, 예방의학과 공중보건학은 같은 뜻으로 사용하고 있으나 그 목적은 동일하다하더라도 그 대상과 내용에 있어서 예방의학(preventive medicine)은 개인 또는 가족중심으로 질병을 예방하고 건강을 증진시키는 내용이고, 공중보건학(public health)은 지역사회의 대중을 대상으로 불 건강의 원인이 되는 사회적 제 요인을 추구하고 이것을 제거하는데 중점을 두고 있다.”[69] 따라서 공중보건학은 극히 광범한 내용을 가지게 된다. 그 주요한 내용은 전염병예방이나 환경위생을 비롯하여하여 근자에는 다방면에 걸치고 있는데 권이혁에 의하면 대체로 다음과 같은 것이 그 교과목이 된다. “보건통계학, 환경위생학, 역학, 모자보건학, 산업위생학, 학교보건학, 보건교육학, 위생학, 정신보건학, 국민영양, 보건행정학 및 사회보장, 국민의료, 가족계획 등이다. 그리고 보건학의 내용은: 보건행정 및 의료보장론, 역학 및 전염병관리, 성인보건, 환경보건, 산업보건, 보건영양, 식품위생, 인구와 보건, 정신보건, 학교보건 및 보건교육, 보건통계, 병원관리, 보건간호 등이다.”[70]

이상과 같이 현대의학의 체계를 기초의학, 임상의학, 사회의학으로 구분하여 나타내보면 <표 1-5>와 같다.

---

69) 예방의학과 공중보건편집위원회. 예방의학과공중보건. 서울, 계축문화사, 1998. p. 19.
70) 권이혁, 최신보건학, 서울, 신광출판사, 1993. pp. 7~12.

<표 1-5> 현대의학의 체계

기초의학	임상의학	사회의학
해부학(Anatomy)	내과학(Internal medicine)	법의학(Legal medicine)
조직학(Histology)	피부과학(Dermatology)	공중위생학(Sanitary science)
세포학(Cytology)	소아과학(Pediatrics)	위생학(Hygiene)
발생학(Embryology)	신경학(Neurology)	
생리학(Physiology)	정신의학(Psychiaty)	
병리학(Pathology)	외과학(surgery)	
미생물학(Micribiology)	신경외과학(Neursurgery)	
면역학(Immunology)	흉부외과학(Thracic surgery)	
혈청학(Serology)	정형외과학(Orthopedicsurgery)	
생화학(Biochemistry)	성형외과학(Plastic surgery)	
약리학(Pharmacology)	응급의학(Emergency medicine)	
기생충학(Parasitology)	비뇨기과학(Urology)	
유전학(Medical genetics)	이비인후과학 (Otorhinolaryngology)	
	안과학(Ophthalmology)	
	산부인과학(Ob & Gy)	
	마취과학(Anesthesiology)	
	방사선과학(Radiology) (진단,치료) Diagnosis/Therapy	
	재활의학(Rehabilitation)	
	임상병리학(Chinical pathology)	
	가정의학(Family medicine)	
	노인의학(Geriatrics)	
	간호학(Nursing)	
	치과학(Dentisty)	
	수의학(Veterinary medicine)	

C. 의학의 교과과정 분석

　　본 항에서는 이상에서 밝힌 현대의학의 학문체계를 기초로 하여 현대의학의 교과과정을 분석하여 새로운 의학문헌 분류표의 전개에 있어서의 또 하나의 模相으로 삼고자 한다. 의과대학의 교과과정은 그 핵심적인 전공

과목에 한해서는 각 대학간에 큰 차이가 없으므로 그에 대한 분석은 편의
상 외국의 경우는 영국의 **Cambridge Clinical School**과 국내의 경우는 연
세대학교 의과대학의 교과과정을 그 분석 대상으로 삼고자 한다.

　현대의학이 기초의학, 임상의학, 사회의학의 세 가지로 크게 구분되어
있으므로, 현대의학의 학문체계와 의과대학의 교과과정을 분석하는 방법
은 이 세 가지로 구분하여 순차적으로 비교분석하고자 한다. 우선 기초의
학분야를 전항의 학문체계에 기초하여 비교 분석한바 <표 1-6>과 같다.

<표 1-6> 의학체계와 교과과정분석(기초의학부문)[71][72]

기초의학		
현대의학의 체계	Canbridge Clinic. Curri	연세의대 교과과정
해부학(Anatomy)	Anatomy	해부학
조직학(Histology)		조직학
세포학(Cytology)		
발생학(Embryology)	Reproductive biology and endocrinology	
생리학(Physiology)	Physiology	
병리학(Pathology)	Pathology	생리학
미생물학(Microbiology)		병리학
면역학(Immunology)		미생물학
혈청학(Serology)		면역학
생화학(Biochemistry)	Biochemistry	
약리학(Pharmacology)	Pharmacology	생화학
기생충학(Parasitology)		약리학
유전학(Medical genetics)	Medical genetics	기생충학
	Neurobiology	

　<표 1-6>에서 나타난 바와 같이 해부학, 생리학, 약리학, 생화학, 병
리학의 5개 항목은 현대의학 체계와 **Cambridge**의 의과대학 및 연세대
학교 의과대학의 교과과정에서 모두 공통적인 항목이다. 그러나 조직

---

71) The Curriculum Office. University of Cambridge School of Clinical
　　Medicine, Addenbrook's Hospital, Cambridge.
72) 한국의과대학장협의회. 醫科大學敎育現況. 제9집. 1996-1997年度. p. 342.

학, 세포학, 미생물학, 면역학, 혈청 학, 기생충학은 Cambridge의과대학에서 제의되었고, 세포학, 발생학, 혈청학, 유전학은 연세의대에서 제의되었으며, 생식 생물학과 신경 생물학은 Cambridge의과대학에서만 개설된 교과목으로서 현대의학의 학문체계에는 반영되지 않은 항목이다. 그리고 세포학(cytology), 발생학(embryology), 혈청학(serology)은 현대의학체계에만 반영되었다. 그러므로 현대의학체계에서 생식생물학(reproductive biology)과 신경생물학(neurobiology)만 추가한다면 기초의학분야를 전반적으로 포괄하는 것이 될 것이다. 그러므로 기초의학분야의 기본골격은 다음과 같이 설정하고자 한다.

기초의학분야의 기본골격

해부학(Anatomy)	혈청학(Serology)
조직학(Histology)	생화학(Biochemistry)
세포학(Cytology)	약리학(Pharmacology)
발생학(Embryology)	기생충학(Parasitology)
생리학(Physiology)	유전학(Medical genetics)
병리학(Pathology)	생식생물학(Reproductive biology)
미생물학(Microbiology)	신경생물학(Neurobiology)
면역학(Immunology)	

다음으로 임상의학분야를 전항의 학문체계에 따라 내과계열, 의과계열, 기능적 계열로 구분하여 이에 따라 전개하고, Cambridge의대와 연세대의대의 교과과정도 이에 대비 분석하여 표로 작성한바 다음의 <표 1-7>과 같다.

<표 1-7> 의학체계와 교과과정분석(임상의학부문)

임 상 의 학		
현대의학의 체계	Cambridge Clinic. Curri.	연세의대교과과정
내과학(Internal medicine)	Junior medicine Oncology Haematology Rheumatology	내과학 종양학 진단학 혈액학
피부과학(Dermatology)	Dermatology	피부과학
소아과학(Pediatrics)	Pediatrics	소아과학
신경학(Neurology)	Neurology	신경과학
정신의학(Psychiatry)	Psychiatry	정신의학
외과학(surgery)	Surgery	외과학
신경외과학(Neurosurgery)	Neurosurgery	신경외과학
		흉부외과학
흉부외과학(Thracicsurgery)		정형외과학
정형외과학(Orthopedicsurgery)	Orthopedics	성형외과학
성형외과학(Plasticsurgery)	Plastic surgery	응급의학
응급의학(Emergency medicine)	Emergency medicine	비뇨기과학
비뇨기과학(Urology)	Genito-urinary medicine	이비인후과학
이비인후과학(Otorhinolaryngology)	Ear Nose Throat	안과학
안과학(Ophthalomlogy)	Ophthalmology	산부인과학
산부인과학(Ob & Gy)	Gynecology & Obstetrics	마취과학
마취과학(Anesthesiology)	Anestics	방사선과학
방사선과학(Rehabilitation)	Radiology	
(진단, 치료)(Diagnosis/Therapy)		
재활의학(Rehabilitation)	Rehabilitation	재활의학
임상병리학(Clinicalpathology)	Clinical pathology	임상병리학
가정의학(Family medicine)		
노인의학(Geriatrics)	Geriatrics	
간호학(Nursing)		치과학
치과학(Dentistry)		
수의학(Veterinary medicine)		심장학
	Cardiology	폐장학
	Respiratory medicine	신장학
		생식의학

이상의 <표 1-7>에서 보는 바와 같이 현대의학체계에는 누락되어 있으나, **Cambridge**의대의 교과목에는 반영되어 있는 것이 **rheumatology, cardiology, respiratory medicine** 등이 있고, 연세의대의 교과목에 들어있는 진단학과 폐장학, 신장학, 심장학73) 등도 추가로 수용해야 할 것이다. 그리고 혈액학과 종양학은 학문체계에서 내과학의 세부항목이었으나 **Cambridge** 의대와 연세의대의 교과목으로 공히 반영되어있으므로 항목으로 설정한다. 그러므로 임상의학분야의 기본고골격을 내과학계열, 의과학계열, 기능적 계열로 구분하여 다음과 같이 설정한다.

<임상학분야의 기본골격>

a. 내과학계열	
내과학(Internal medicine)	종양학(Oncology)
폐장학(Respiratory medicine)	진단학(Diagnosis)
신장학(Nephrology)	피부과학(Dermatology)
심장학(Cardiology)	소아과학(Pediatrics)
교원병학(Rheumatology)	신경과학(Neurology)
혈액학(Hematology)	정신과학(Psychiatry)
b. 외과계열	
외과학(Sugery)	비뇨기과학(Urology)
신경외과학(Neurosurgery)	이비인후과학(Otolaryngology)
흉부외과학(Cardiovascular surgery)	안과학(Ophthalmology)
정형외과학(Orthopedics)	산부인과학(Ovstetrics and gynecology)
성형외과학(Plastic surgery)	마취과학(Anesthesiology)
응급의학(Emergency medicine)	
c. 기능적 계열	
방사선과학(진단, 치료)(Radiology)	노인의학(Geriatrics)
재활의학(Rehabilitation)	간호학(Nursing)
임상병리학(Clinical pathology)	치과학(Dentistry)
가정의학(Family medicine)	수의학(Veterinary medicine)

---

73) 한국의과대학장협의회. 醫科人學教育現況. 제9집. 1996-1997年度. p. 442.

또한 사회의학분야를 전항의 학문체계에 기초하여 비교 분석한바
다음의 <표 1-8>과 같다.

<표 1-8> 의학체계와 교과과정분석(사회의학부문)

사 회 의 학		
현대의학의 체계	Cambridge Clinic. Curri.	연세의대교과과정
법의학(Legal medicine) 공중위생학(Sanitary science) 위생학(Hygiene)	Preventive medicine(Epidemiology) Communi쇼 medicine Psychology Population science	법의학 예방의학 지역사회의학 행동과학

이상의 <표 1-8>에서 보는 바와 같이 현대학체계에서 제시된 교과목
이 기타의 교과과정에서 제시한 교과목에 비하여 수치상으로 빈약하다.
그러므로Cambridge의대와 연세의대의 교과과정에서 제시 된 인구학
(population Science), 예방의학(preventive Medicine), 심리학(psycho-
logy) 또는 행동과학(behavioral Science), 지역사회의학(community
medicine), 등을 수용해야 할 것이다. 다만 행동과학은 임상의학의 정신
의학의 한 분과이므로 사회의학의 강에서는 제의한다. 그러므로 사회의
학분야의 기본골격을 다음과 같이 설정한다.

<사회의학분야의 기본골격>

법의학(Legal Medicine)   인구학(Population Sicience)
공중위생학(Sanitary Science)   예방의학(Preventive Medicine)
위생학(Hygiene)   지역사회의학(Community Medicine)

이상에서 현대의학을 기초의학분야, 임상의학분야, 사회의학분야로
구분하고, 다시 임상의학분야를 내과계열, 의과계열, 기능적 계열로

구분하여, 현대의 의과대학의 교과과정과 비교분석하여 이를 체계적으로 종합하여 의학분야의 전체적인 골격을 설정한바 그 결과는 다음의 <표 1-9>와 같다.

<표 1-9> 의학의 기본골격

기초의학분야	
해부학(Anatomy)	혈청학(Serology)
조직학(Histology)	생화학(Biochemistry)
세포학(Cytology)	약리학(Pharmacology)
발생학(Embryology)	기생충학(Parasitology)
생리학(Physiology)	유전학(Medical genetics)
병리학(Pathology)	생식생물학(Reproductive biology)
미생물학(Microbiology)	신경생물학(Neurobiology)
면역학(Immunology)	

임상의학분야	
a. 내과학계열	
내과학(Internal medicine)	종양학(Oncology)
폐장학(Respiratory medicine)	진단학(Diagnosis)
심장학(Cardiology)	피부과학(Dermatology)
신장학(Nephrology)	소아과학(Pediatrics)
교원병학(Rheumatology)	신경과학(Neurology)
혈액학(Hematology)	정신과학(Psychiatry)
b. 외과계열	
외과학(Sugery)	비뇨기과학(Urology)
신경외과학(Neurosurgery)	이비인후과학(Otolaryngology)
흉부외과학(Cardiovascular surgery)	안과학(Ophthalmology)
정형외과학(Orthopedics)	산부인과학(Obstetrics and gynecology)
성형외과학(Plastic surgery)	마취과학(Anesthesiology)
응급의학(Emergency medicine)	
c. 기능적 계열	
방사선과학(진단, 치료)=Radiology	노인의학=Geriatrics
재활의학=Rehabilitation	간호학=Nursing
임상병리학=Clinical pathology	치과학=Dentistry
가정의학=Family medicine	수의학=Veterinary medicine

사회의학분야	
법의학(Legal Medicine)	인구학(Population Science)
공중위생학(Sanitary Science)	예방의학(Preventive Medicine)
위생학(Hygiene)	지역사회의학(Community Medicine)

Ⅱ. 현대약학의 학문영역과 체계분석

　이 장에서는 권위 있는 문헌을 통하여 현대약학의 학문영역과 체계를 조사하고 약학분야의 교과과정을 비교분석하여 약학분야의 새로운 분류표의 전개에 있어서 제1의 모상으로 삼고자 한다.

A. 약학의 학문영역

　김병각에 의하면 '약학'(pharmacy)은 인류의 건강유지와 질병의 예방과 치료를 목적으로 광범위한 관점에서 종합적으로 연구하는 학문[1]이라고 정의한다. 한편 **Haddad**에 의하면 약학은 "약물을 준비하고, 조제하며, 대중에게 약물을 공급하고 관계된 정보를 제공하는 기술 및 과학"[2]이라고 정의한다.

　이상의 두 가지 정의를 분석해 보면 전자는 약학의 목적을 중시한 것이고, 후자는 약학의 실제를 중시한 것이라고 볼 수 있다. 그러므로 이 양자의 정의를 결합하면 종합적인 정의가 될 것이다. 그리하여 여기에서는 '약학'(pharmacy)은 인류의 건강유지와 질병의 예방과 치료를 목적으로 약물을 준비하고, 조제하며, 대중에게 약물을 공

---

1) 김병각. 약학. 원색최신의료대백과사전. 서울, 도서출판 신 태양 사, 1991. p. 11.

2) Abraham J. Haddad. Scope. In: *Remington; The science and practice of pharmacy*. Easton, Pa.:Mack publishing Co. 1995.

급하고 관계된 정보를 제공하는 기술 및 과학이라고 정의한다.

Krantz에 의하면 "약학의 범위는 약으로 사용되는 식물의 재배, 의학적 가치가 있는 화학성분의 제조, 약제의 분석 및 표준화 등을 포함 한다"3)고 한다. 한편 김병각에 의하면 "약학의 범위는 의약품의 개발, 생산, 관리 의약품의 인체에의 적용에 관계되는 영역과 유독물질이 인체에 끼치는 영향, 생명현상에 관한영역을 포괄한다."4) 이 두 사람이 보는 약학의 범위는 관점이 좀 다르지만 이들을 종합하면 그 범위가 더욱 명확해질 것이다. 그리하여 약으로 사용되는 식물의 재배, 의학적 가치가 있는 화학성분의 제조, 약제의 분석 및 의약품의 개발과 생산, 의약품의 인체에의 적용에 관계되는 영역과 유독물질이 인체에 끼치는 영향 등 생명현상에 관한 영역을 포괄한다고 말할 수 있다.

약학의 학문영역은 다양한 기초과학, 즉 화학, 생물학, 물리화학 등을 토대로 약에 관한 광범위한 문제를 취급하여 다음과 같이 세분된다.

화학을 기초로 하는 분야에는 약화학, 약품제조화학, 약품합성화학, 생약학, 식물화학 등이 있고 생물학을 기초로 하는 분야로는 약리학(pharmacology), 면역학(immunology),미생물학(microbiology), 생리학(physiology), 독성학(toxicology) 등이 있고 물리화학을 기초로 하는 분야에는 약품물리화학, 약품분석화학, 약제학 등의 영역이 있으며 약물의 임상적 응용을 연구하는 분야로 임상약학, 병원약국학 등이 있다. 즉 약품을 개발, 합성, 제제화 하여 환자에게 투여하는 과정 모두가 학문영역에 포함된다.5)

이와 같은 세부영역을 좀더 자세히 살펴보면 다음과 같다.

---

3) John C, Krantz. Pharmacy, In: *Encyclopaedia Britannica*. Chicago, Encyclopaedia Britannica, Inc.1981. p. 204.
4) 김병각. Op. cit. p. 11.
5) Ibid. p. 12.

생약학(pharmacognosy) · 식물화학(phytochemistry; plant chemistry): 식물이나 천연물 가운데서 약물효과가 있는 것을 중심으로 기원, 성장, 형태학적 이화학적 감별법, 유효성분, 효능, 품질평가 등에 관하여 연구하는 학문이다.

약화학 · 약품제조화학: 무기, 유기화학반응을 이용한 의약품합성에의 응용에 대해 연구하는 분야이다.

약리학 · 생리학(physiology). 독성학: 약물의 작용, 흡수, 분포, 생체내 변화 및 배설, 약물의 작용기전, 임상적응용, 부작용, 독성 및 화학구조와 생체내 작용관계 등에 대해 연구하는 분야이다.

미생물학 · 면역학: 생체와 병원 미생물학에 대한 작용, 면역기구 등에 대해 연구하는 분야이다.

약제학(pharmaceutics):질병을 치유할 목적으로 투여하는 약제의 흡수. 분포. 대사 및 배설, 치료효과와 투여경로 및 제형과의 관계, 투여된 약제의 생체내동태 등에 관해 연구하는 분야이다.

약품물리화학(pharmaceutical physical chemistry): 물리화학의 원리를 약학에 응용하고자 약학에 실재로 이용되는 계량적, 이론적 원리를 연구하여, 약학에 관련된 기초이론을 체계적으로 발전시키기 위한 이론약학이다.

약품분석화학(pharmaceutics analytical chemistry): 약품의 정성적, 정량적 분석에 필요한 기본적 원리를 바탕으로 의약품의 구조확인, 동정과 미지물질의 분석에 관해 연구하는 분야이다.

임상약학(clinical pharmacy):새로운 약과 그 사용법의 지식을 중심으로 한의약정보(drug information)와 약제의 교부 및 의약품데이터를 의사 및 기타의료인애게 제공하여 의사로 하여금 가장 효과적인 처방을 하도록 약제정보를 제공한다. 또한 환자의 고제기록을 확보하여 부작용 또는 알레르기반응(allergicreaction) 등을 주의하여 환자에게 가장 합리적인 처방이 주어질 수 있도록 협력하는 분야이다.

약학컴퓨터: 약학에 관련된 모든 정보와 데이터를 처리하는데 컴

퓨터를 이용하여 분석과 통계처리를 연구하는 분야이다.6)

약학은 물질과학이면서 동시에 생명과학적인 양면성을 가지는 동시에 경계영역성과 자연과학의 특성을 가진다. 바꾸어 말하면 약학이란 생리현상에 영향을 미치는 물질을 취급하는 자연과학인 것이다. 따라서 약학은 의약품이라는 물질을 창제, 생산하기 위한 약화학. 생약학. 분석화학. 제조공학. 제제학 등의 물질과학적 전문화와 함께 의약품의 올바른 사용을 통하여 질병을 치료하고 예방하기 위하여 약물학·약제학·생화학·생리학. 임상약학. 위생화학 등의 생명과학적전문적 학문을 그 영역으로 하고 있다. 이 모든 전문적 학문의 기초로 물리학. 화학. 생물학. 수학 등이 필요한 것은 모두 자연과학의 공통점이다.

여기에서는 약학의 특성, 즉 생리활성을 가지고 있는 물질의 창제, 그리고 질병치료와 예방 등 생명현상조절에의 용약이라는 두 가지 측면에서 살펴보고자한다. 먼저 약의 창제는 자연에 존재하는 천연물로부터 어떤 성분을 추출, 분리하여 그 화학구조를 구명하고, 그 생리활성을 확인하는 과정으로부터 시작되었다. 이를 위하여 천연물과학이 약학의 고유한 영역으로 발전되어왔는데, 이 천연물과학은 필연적으로 생약학. 식물화학. 분석화학 및 유기화학을 기본으로 하고 있다. 한편, 새로운 의약품을 천연물로부터 찾아 내고자하는 노력과 함께 기존의 생리활성물질로부터 얻은 정보를 이용하여 새로운 생리활성물질을 디자인하고자하는 노력이 시도되었다. 이를 위해서 약화학. 합성화학. 제조공학. 발효 학. 유전공학 등이 약학의 영역에 도입되게 되었다. 이렇게 하여 어떤 생리활성물질이 창제된 뒤 인체에의 유효성과 안전성이 확인되고 나면 비로소 이물질은의약품이라는 물체로 된다. 물체로서의 약에 대한 이해를 위하여 근년에 물리화학이 도입되었다. 이에 의해 각종 물성(物性)측정의 기계화 . 자동

---

6) 김병각. 원색최신의료대백과사전. (13권). 서울, 도서출판 신 태양 사, 1991.
   p. 11.

화 등이 가능해졌고, 유기화학과 생화학 등의 연구방법이 획기적인 성과를 이루게 되었다. 또 약을 제형(劑型)이라는 물체로 생산, 가공 취급하는 이론을 위해 제제공학. 제제학. 약제학이 오래 전부터 약학의 영역에 도입되었다.

이상에서 약의 창제에 필요한 물질과학적 방법론을 소개하였으나, 약은 단순한 물질이 아니라 생명현상에 영향을 미치는 물질이다. 따라서 물질과학적 방법론에 근거하여 새로운 생리활성물질을 창제할 때에도 생명과학의 측면에서정보를 활용하여야한다. 이 때문에 물질을 창제 할 때에도 생리학. 생화학. 약효학. 독성학. 미생물학 등의 생명과학적 지식이 필요하다는 점이 다른 물질과학과 차이가 나는 약학의 특징이 될 것이다. 두 번째로 생명과학적 측면에서의 약학의 특성은 질병치료나 예방을 위하여 의약품을 사용하는 용약이다. 유효하고 안전하게 사용하기 위해서는 약리학. 독성 학. 약제학 등이 필요하게 되었고, 다시 이를 위하여 생리학 생화학 미생물학. 체내동태학 등의 기초학문이 도입되어왔다. 그러나 이러한 생명과학적 특성을 가장 실감시켜주는 학문은 임상약학이다.

이 임상약학은 이제까지의 약학이 지나치게 물질과학에 치중해 왔다는 반성. 그리고 이제는 환자지향의 생명과학으로 발전시켜야겠다는 자각으로부터 미국등지에서 최근 발전되기 시작한 학문이다. 생명과학으로서의 약학을 설명할 때에 특기할 만한 것은 최근 생명과학분야, 특히 분자생물학의 발전에 힘입어 생물계학문의 방법론이 약학에 눈부시게 도입되고 있다는 사실이다. 약학의 생명 과학적 측면을 고찰할 때, 또 하나 빼놓을 수 없는 분야가 위생학분야이다. 이는 인간의 환경 또는 의식주와 생명현상과의 상호작용을 연구하는 약학의 고유한 학문분야로 발전되어왔다. 이 분야의 완성을 위해서는 미생물학. 면역학. 독물학. 환경위생학. 식품위생학 등이 뒷받침하고 있다. 이 분야는 질병치료보다는 예방에 역점을 두고 있다.

이상에서 약학의 물질과학적 특성과 생명 과학적 특성의 두 가지 측면에서 언급하였다. 이제는 약사라는 전문기술인의 양성이라는 측면에서 살펴보면 약사의 직능은 약제의 조제·관리·평가가 주요내용으로, 이를 위하여 제제시험법. 약사법. 약국관리학. 경영학 등의 전문학이 약학에 도입되었다. 이밖에도 보건과 밀접한 관계가 있는 식품. 향장품과학 등도 약학의 중요한 연구대상이 되고 있다. 이와 같은 약학의 특성에 따라 약학이 종합과학으로 불리는 것이다.[7]

B. 약학의 학문체계

홍사욱은 약학분야를 기초약학, 제 약학, 의료약학, 위생약학으로 구분하고 이들 네 분야에 대하여 다음과 같이 기술하고 있다.

'기초약학'분야는 물리학, 화학 및 생물학이라는 기초자연과학을 기초로 화학물질 및 그것과 생체와의 상호작용에 관한 자연과학적인 인식의 심화를 도모하여 기술학(技術 學)으로서 약학의 기초를 뒷받침하는 순수과학의 성격이 강한 분야라고 할 수 있다.

'제약학분야'는 많은 화학물질 가운데서 의약품의 자격을 갖춘 것을 찾아내고, 그것을 생산과 연결시키는 과정, 즉 약의 개발과 제조를 가능하게 하는 기술과학이라고 말할 수 있다. 이 분야는 의료약학과 함께 의약품에 관한 기술과학으로서 약학을 특징짓는 분야이다.

'의료약학'분야는 의약품이 실제로 환자에게 적용될 때에 생기는 여러 가지 문제를 법칙에 따라 취급하는 분야이며, 의약의 유효성과 안전성을 도모하는 의료현장에서 약학의 중심적 과제를 담당하는 기술과학이다.[8]

'위생약학'분야는 질병의 예방을 위한 공중보건 위생학적 여러 문

---

7) 유병설. 한국민족문화대백과사전. 성남 시, 한국정신문화연구원, 1992. pp. 673~676.
8) 홍사욱(외). 사회약학. 서울, 계축문화사, 1998. pp. 18~20.

재들을 광범위하게 탐구하며 식품, 수질 및 대기환경을 비롯하여한 각종 생활환경으로부터 사람을 포함한 생태계에 미치는 물리, 화학, 생물학적 유해인자들을 과학적으로 규명하여 국민보건의 질적 향상을 추구하는 학문이며, 이는 공중보건학, 의생화학 및 환경독성학 등의 관련학문을 바탕으로 하고 있다.9)

한편 趙台淳에 의하면 "약학(pharmacy)은 결국 '약'에서 '약학'으로 그리고 이러한 '약학'은 세분되고 발전되어 기초약학, 임상약학, 위생약학, 사회약학으로 세분 전문화되었다고 말할 수 있다"10)는 것이다. 그리고 이들 네 가지 분야에 관련된 주제들을 다음과 같이 열거하고 있다.

> 기초약학 – 물리학, 화학, 생물학, 약품물리화학, 약품화학, 분석화학, 생약학, 생물화학
> 임상약학 – 약물 학, 약제학, 조제학, 임상분석화학.
> 위생약학 – 공중위생학, 위생학학, 환경위생화학.
> 사회약학 – 의료보험 제도, 약사위생행정제도, 의약품생산과 유통과정의개선 등 법률이나 제도에 관계있는 분야 등

이상에서 보는 바와 같이 홍사옥이 제시한 약학의 체계와 趙台淳의 그것과는 상당한 차이가 있는 것으로 보인다. 그러나 趙台淳이 제시한 임상약학 그리고 조태순과 홍사옥이 공히 제시한 위생약학은 몇 가지 검토할 필요가 있다고 판단된다. 우선 임상약학의 개념은 의약품을 실제로 환자에게 적용하는 것임으로, 약품의 개발과 창제에 관한 약물학이나 약제학 등은 이에 포함될 수 없기 때문에 홍사옥이 제시한 바와 같이 이A를 제약학분야와 의료약학분야로 구분하는 것이 합리적이라고 판단된다.

---

9) Ibid. p. 20.
10) Loc. cit.

다음으로 위생약학분야는 이미 그 범위가 확대되어 이제는 더 포괄적으로 사회약학이라는 용어를 사용하는 것으로 보인다. "사회약학이라고 하는 용어는 오래되지 않았기 때문에 일반인에게는 아직 생소하지만 사회약학은 다음과 같은 2가지로 말 할 수 있다. 하나는 기존의 약학 가운데서 사회생활과 보다 밀접한 부분을 연구해온 위생화학, 법의학, 환경과학, 독성학과 같은 분야, 즉 종래 위생약학을 중심으로 추진되어온 것을 사회약학이라고 바꿔 부르려고 하는 것이다. 다른 하나는 약의 사회적 측면과 관련된 모든 문제를 종합 과학적으로 연구하여 인간의 생명과 건강의 유지, 발전에 기여함을 목적으로 하는 새로운 학문의 확립을 목표로 한 것이다."11) 그러므로 여기에서는 사회약학이 위생약학을 포괄하는 상위개념으로 파악하고자 한다. 따라서 약학분야의 기본체계는 기초약학분야, 제약학분야, 의료약학분야, 사회약학분야로 4대 구분하고자 한다. 그리하여 이들 각각에 해당하는 주제항목을 체계적으로 열거하면 다음과 같다.

기초약학 —	물리학, 물리화학, 유기화학, 생화학, 생물학, 미생물학, 약품물리화학, 약화학, 분석화학, 생약학
제 약 학 —	약물학, 약제학, 제조공학, 제제학, 약품화학, 합성화학, 발효학
의료약학 —	생리학, 약리학, 약효학, 조제학, 임상분석화학, 독성학, 임상약학
사회약학 —	공중위생학, 의생화학, 환경위생화학, 면역치료, 환경독성학, 의료보험제도, 약사위생행정제도

이상에서 제시한 약학대학의 '약물 학'과 의학에서 말하는 '약리학' 사이에는 상호 혼돈을 야기 시킬 가능성이 많다. 특히 우리나라에서 말하는 약리학과 약물 학은 영어로는 **pharmacology**로 공히 동일한 용어를 사용하고 있으나 그 의미는 상당히 다르기 때문이다.

---

11) 홍사욱(의). 사회약학. 서울, 계축문화사, 1998. pp. 17~18.

약학대학의 약물 학이 의과대학의 약리학에서 분리해 나온 것은 1960년대 이후이다. 그러기 때문에 의학분야에서는 아직도 "약학은 약리학의 한 세부학문"12)으로 보고 있으므로, 약물 학은 더욱 세부학문이라고 말할 수 있을 것이다. 그러나 현재약학은 눈부신 발전과 더불어 독립적인 광범한 학문으로서 의학에 버금가는 위치에 있게 되었고, 따라서 약물학도 약리학과 대등한 위치에 있는 것으로 보인다.

趙台淳이 말한 바와 같이 "의대에서의 약리학과 약대에서의 약물학은 약에 대한 연구태도에서 약간 다른 점이 있다. 예컨대 약의 약리작용 메커니즘을 연구하는 경우 의대에서는 주로 생리학적 수법을 쓰는 연구가 많다. 또 의대에서의 약리학은 임상약리학에 중점을 두는데 대하여 약대에서는 構造活性相關이나 실험약리학이 중심이다."13) 그러므로 Lopez-Mertz가 말한 바와 같이 약학의 입장에서 보면, "약리학은 하나의 지식 전반으로서의 약학에 관한 주제 중의 하나이다. 그러므로 약학은 다른 관점에서 약제학과 약리학류를 약제학 하에서의 하위 류(subclass)라고 보아야 한다. 약학은 다른 보건전문과학이 약리학을 이들 모든 분야를 위한 기초과학이라고 보는 것과 동일한 위치를 가져야만 한다."14) 그리하여 '약리학'에 대해서는 의학분야로 미루고 여기에서는 약학에서의 '약물학'에 대해서만 간단히 논급하고자 한다.

'약물학'은 약물의 기원, 물리화학적 성질, 생체에 대한 작용 및 그 기전, 흡수, 분포, 대사, 배설, 독성, 용법, 용량 등 치료적인 기본 지식과 임상에서의 응용 등에 관하여 다각적으로 연구하는 학문이다. 이러한 약물학은 다음과 같이 분류될 수 있다.15)

---

12) John C. Krantz. Pharmacy. In: Encyclopedia Britannica Chicago, Encyclopedia Britannica, Inc. 1981. p. 204.

13) 趙台淳(외) 10인. 藥學槪論. 서울, 신일상사. 1993. p. 175.

14) Elsa M. Lopez-Mertz. The adequacy of the structure of the National Library of Medicine Classification Scheme for organizing pharmacy literature. In; *LRTS*. 1997. 41(2)

실험약물학(experimental pharmacology)

약물을 생체에 적용했을 때의 약물작용의 양상을 연구하는 분야이다.

실험치료학(experimental therapeutics)

약물의 작용이 어떤 질환치료에 유효한가의 여부를 연구하는 분야이다.

약물작용학(pharmacodynamics)

약물이 생체에 대하여 어떠한 특이적인 상호작용을 하는가의 여부를
생리적, 생물화학적인 작용효과면에서 연구하는 분야이다.

약물동력학(pharmacokinetics)

생체내에서의 약물의 흡수, 분포, 대사, 배설 등에 대하여 연구하는
분야이다.

비교약물학(comparative pharmacology)

약물의 생체에 대한 작용중 특정동물이나 기관에 대한 작용의 차이
를 연구하는 분야이다.

약물유전학(pharmacogenetics)

약물유전학은 생체의 유전인자가 약물의 효과에 미치는 영향에 대하
여 연구하는 분야이다.

분자약물학(molecular pharmacology)

약물분자가 세포의 구성성분이나 작용부위에서 약리작용발현의 과정
을 분자수준에서 연구하는 분야이다.

임상약물학(clinical pharmacology)

약물의 임상적용의 합리성을 연구하는 분야이다.

독성학(toxicology)

약물의 독성에 관하여 중점적으로 연구하는 학문으로서 부작용이나,
유효반응은 물론, 환경오염에서 오는 독물학적 연구, 약물과량 투여
시 나타나는 유해반응 및 해독법 등에 관하여 연구하는 학문이다.

이상과 같은 현대약학체계를 기초약학, 제약학, 의료약학, 사회약

---

15) 한국약학대학협의회 약물학 분과회. 약물학. 서울, 도서출판신일상사, **1998.**
   pp. 3~7.

학으로 구분하여 나타내보면 <표 2-1>과 같다.

<표 2-1> 현대약학의 체계

기초약학	물리학(Physics), 물리화학(Physical chemistry), 유기화학(Organic chemistry), 생화학(Biochemistry), 생물학(Biology) 미생물학(Microbiology), 약품물리화학(Pharmaceetical physical chemistry), 약화학(Medicinal chemistry), 분석화학(Analytical chemistry), 생약학(Pharmacognosy)
제 약 학	약물학(Pharmacology), 약제학(Pharmaceutics), 제조공학(Industrial pharmacy), 제제학(Manufacturing pharmacy), 약품화학(Pharmaceutical chemistry), 합성화학(Synthetic chemistry), 발효학(Zymology)
의료약학	생리학(Physiology), 약리학(Pharmacology), 약효학(Medicinal value), 조제학(Pharmaceutecs), 임상분석화학(Clinical analytical chemistry) 독성학(Toxicology), 임상약학(Clinical pharmacy)
사회약학	공중위생학(Public hygiene), 위생화학(Hygiene chemistry), 환경위생화학(Environmental pharmacy), 면역치료(Immunotherapy), 환경독성학(Environmental toxicology), 의료보험제도(Medical insurance), 약사위생행정제도(Hygiene administration)

C. 약학의 교과과정분석

　본 항에서는 이상에서 밝힌 현대약학의 학문체계를 기초로 현대약학의 교과과정을 분석하여 새로운 약학문헌 분류표의 전개에 있어서의 또 하나의 模相으로 삼고자한다. 약학대학의 교과과정을 분석하는데 있어서는 편의상 외국의 경우는 미국의 Wisconsin-Madison의 약학대학교과과정, 그리고 국내의 경우는 서울대학교약학대학의 교과과정만을 그 분석대상으로 삼고자 한다. 그 이유는 국내의 약학대학교과과정은 그 핵심적인 전공과목에 한해서는 각 대학간에 큰 차이가 없기 때문이다.

　우선 현대 약학분야의 전반에 걸쳐서 분야별로 체계적으로 정리한 내용은 바로 전항에서 제시한 바와 같다.

한편 **Wisconsin-Madison**의 약학대학교과과정은 약학전공 공통교과목과 약학전공, 약물학 전공으로 구분되어 있는데, 이들 교과목중에는 상호중복되는 교과목이 있고, 예를 들면 약학사, 약학윤리, 약학통계, 약국운영, 약학실습 등이 있기 때문에 상당히 번잡하므로 이들 교과목 중에서 핵심적인 교과목만을 선별하여 전공별로 구분해서 순차로 열거하면 다음과 같다.

Wisconsin University Pharmacy Curriculum
(Pharmacy Professional Curriculum)
Procaryotic Microbiology, Pharmaceutical Analysis, Physical Pharmacy, Physiology, Pharmaceutical Biochem., Biopharmaceutecs, Pharmacology, Meicinal Chemistry
(Pharmaceutical Sciences Major Curriculum)
Procaryotic Microbiology, Pharm. Biochemistry, Pharmaceutical Analysis Biopharmaceutics, Physical Pharmacy, Pharmacology, Physiology
(Pharmacology & Toxicology Major Curriculum)
General Genetics, Pharmaceutical Analysis, Physiology. Pharmacotherapy, Pharmaceutical Biochem, Biopharmaceutecs, Pharmacology, Toxicology
(Social Pharmacy)
Principles of Social and Administrative Pharmacy, Drug Delivery Systems.

또한 서울대학의 약학대학교과과정도 약학전공공통교과목과 약제학전공, 약학전공으로 구분되어 있는데, 이들 교과목 중에는 상호 중복되는 교과목도 몇 과목 있고, 예를 들면 약학개론, 약학사, 약학통계, 약국운영, 약학실습 등이 있기 때문에 상당히 번잡하므로 이들 교과목중에서 핵심적인 교과목만을 선별하여 전공별로 구분해서 순차로 열거하면 다음과 같다.

서울대약학대학

(공통과목)
생화학, 물리약학, 생명약학, 약화학, 약품분석학, 생물유기화학

(약학과 전공과목)
천연물화학, 생약학, 약학미생물학, 약품제조화학, 약물학, 약제학, 임
상약학, 내분비화학, 신약학, 독물학, 항생물질학, 생리학, 병리학

(제약학과 전공과목)
방사성약품화학, 미생물약품화학, 약품제조화학, 약품화학, 환경위생학,
제제학, 제제공학, 약물학, 생물학적 제제, 생물약품공학, 향장품화학

(사회약학분야)
위생화학, 농약학, 식품공학, 식품위생학, 법약학, 병원 약국학, 약품방
사성화학

이제 이상에서 제시한 약학체계와 **Wisconsin-Madison**의 약학대학
교과과정 및 서울대학교약학대학교교과과정 중 첫째로 기초약학분야를
대비하면 다음 <표 2-2>와 같다.

<표 2-2> 약학체계와 교과과정 대비 표(기초약학분야)

약학체계	Wisconsin Phar.	서울대 약학대학
기초약학분야	Pharmacy Professional	공통과목
물리학(Physics) 물리화학(Physical Chemistry) 유기화학(Organic Chemistry)		물리약학
생화학(Biochemistry) 생물학(Biology) 미생물학(Microbiology) 약품물리화학(Pharmaceutical 　　physical chemistry) 약화학(medicinal Chemistry) 분석화학(Analytical Chemistry) 생약학(pharmacogonosy)	Pharmaceutical Biochem. Procaryotic Microbiology Physical Pharmacy Medicinal Chemistry Pharmaceutical Analysis Biopharmaceutecs Pharmaceutical Biotech. Pharmacology Physiology	생 화 학 약 화 학 약품분석학 생명약학 생물유기화학

이상의 <표 2-2>에서 보는 바와 같이 현대약학체계, **Wisconsin-Madison**의 교과과정, 서울대학교 약학대학의 교과과정의 교과명이 서로 다른 부분이 상당히 많기 때문에 그 내용을 정확히 파악하기는 매우 어렵다. 그러나 기초약학분야는 약학체계의 교과목수가 가장 많고, 서울대학교약학대학의 교과목수가 가장 적은데 그 원인은 약물학=**pharmacology**와 생리학=**physiology**를 현대약학체계와 서울대학교 약학대학의 교과서에서는 제약학 또는 의료약학에 포함시켰기 때문이라고 판단된다. **Wisconsin-Madison**의 경우는 물리학, 물리화학, 유기화학, 생물학, 생약학이 포함되어 있지 않다.

둘째로 현대약학체계와 **Wisconsin-Madison**의 약학대학교과과정 및 서울대학교약학대학교과과정 중 제약학분야를 대비하면 다음 <표 2-3>과 같다.

<표 2-3> 약학체계와 교과과정대비표(제약학분야)

약 학 체 계	Wisconsin Phar.	서울대 약학대학
제 약 학 분 야	Pharmaceutical Sciences	제 약 학 과
약물학(Pharmacology) 약제학(Pharmaceutics) 제조공학(Industrial Pharmacy) 제제학(manufacturing Pharmacy) 약품화학(pharmaceutical chemistry) 합성화학(synthetic chemistry) 발효학(zymology)	Pharmacology Biopharmaceutics Physical Pharmacy Pharm. Biochemistry Pharmaceutical Analysis	약물학 약품화학 약품제조화학 제제학 생물약품공학
	Procaryotic Microbiology Physiology	미생물약품화학

이상의 <표 2-3>에서 보는 바와 같이 제약 학 분야도 기초약학의 경우와 마찬가지로 약학체계, Wisconsin-Madison의 교과과정, 서울대학교 약학대학의 교과과정의 교과명이 서로 다른 부분이 상당히 많기 때문에 그 내용을 정확히 파악하기는 매우 어렵다. 그러나 제약학분야는 Wisconsin-Madison의 교과목에는 약학체계에 비하여 제조공학, 제제학, 합성화학, 발효학이 포함되어 있지 않은 반면미생물학, 물리약학, 약품분석학, 생리학이 더 포함되어 있다. 한편 서울대학교 약학대학의 교과목에는 생물약품공학과 미생물약품화학이 더 포함되어 있다.

셋째로 현대약학체계와 Wisconsin-Madison의 약학대학교과과정 및 서울대학교약학대학교과과정 중 의료약학분야를 대비하면 다음 <표 2-4>와 같다.

<표 2-4> 약학체계와 교과과정 대비 표(의료약학분야)

약 학 체 계	Wisconsin Phar.	서울대 약학대학
의료약학분야	Pharmacology	약 학 과
생리학(Physiology)	Physiology	생리학
약리학(Pharmacology)	Pharmacology	약물학
약효학(medicinal values)		
조제학(Pharmaceutics)	Biopharmaceuitics	약제학
임상분석화학(Clinical analytical chemistry)	Pharmaceutical analysis	
독성학(Toxicology)	Toxicology	독물학
임상약학(Clinical Pharmacy)		임상약학
	Pharmacotherapy	생약학
	Manufacturing chemistry	병리학
	General genetics	약학미생물학

이상의 <표 2-4>에서 보는 바와 같이 의료약학분야도 제약 학의 경우와 마찬가지로 약학체계, Wisconsin-Madison의 교과과정, 서울대학교 약학대학의 교과과정의 교과명이 서로 다른 부분이 두 가지 있으나 대체로 동일한데 Wisconsin-Madison의 교과목에는 약학체계에 비하여 약효학, 임상약학의 두 가지가 제외된 반면 약학체제에서는 약물요법(pharmacotherapy), 제조화학(manufacturing chemistry), 유전학(general genetics)이 제외되었다. 한편 서울대학교의 경우는 약학체계에 비하여 약효학 임상분석화학이 제외된 반면 생약학, 병리학, 약학미생물학이 더 포함되어 있다. 그러므로 약학체계에서는 유전학, 약학미생물학, 약물요법, 제조화학, 생약학, 병리학 등을 더 추가해야 할 것이다.

넷째로 약학체계와 Wisconsin-Madison의 약학대학교과과정 및 서울대학교약학대학 교과과정 중 사회약학분야를 대비하면 다음 <표 2-5>와 같다.

<표 2-5> 현대약학체계와 교과과정대비표(사회약학분야)

약 학 체 계	Wisconsin Phar.	서울대 약학대학
사회약학분야	Social Pharmacy	사회약학분야
공중위생학(Public Hygiene) 위생화학(Hygiene Chemistry) 환경위생화학(Envioronmental Pharmacy) 면역지료(Immunotherapy) 환경독성학(Envioronmental toxicology) 의료보험제도(Medical insurance) 약사위생행정제도(Hygiene administration)	 Principles of Social and Administrative Pharmacy Drug Delivery Systems	위생화학 농약학 식품공학 식품위생학 법약학 병원약국학

이상의 <표 2-5>에서 보는 바와 같이 사회약학분야는 약학체계와 서울대학교약학대학의 교과과정의 교과명이 서로 일치하는 것이 다만 위생화학 하나뿐이고, 기타는 각기 모두가 다르다. 그러므로 사회의학분야는 아직 그 체계가 정립되지 못한 것으로 보인다. 따라서 현대의 약학체계에서는 **Wisconsin-Madison**의 약학대학과 서울대학교 약학대학의 사회약학분야의 교과목을 모두 수용해서 포괄하는 것이 유용할 것이다.

이상의 <표 2-2>에서 <표 2-5>에 이르기까지 전반적으로 볼 때 **Wisconsin**의 약학대학이나 서울대학교의 약학대학의 경우, 공통교과목이 거의 모두 기초약학에 속하고, 약학대학의 학제가 대체로 제약학과와 약학과로 구분되어 있기 때문에 기초약학, 제약 학, 의료약학, 사회약학의 네 가지 구분은 교육제도상으로도 자연스럽게 구분된 것으로 보인다. 다만 사회약학분야만은 제약학과와 약학과의 교과목 중에서 사회약학에 속한다고 판단되는 교과목을 선별하여 현대약학체계에 적응시켰을 뿐이다.

한편 이 네 가지 분야는 교과명과 교과목의 수에 있어서 다소의 차이는 있으나 대체로 균형을 이루고 있다고 판단된다. 그러므로 다만 현대약학체계에서 미처 반영하지 못했던 내분비화학(endocrinological chemistry), 병리학(pathology) 본초학(herbalogy), 생물약품공학(biological pharmaceutical engineering), 법약학(legal pharmacy), 식품위생학(food hygiene), 농약학(agricultural hygiene), 식품공학(food engineering), 의약전달체계(drug delivery system) 병원약국학(hospital pharmacy)등이 현대약학체계에 추가된다면 현대약학의 기본골격이 형성될 수 있을 것이다. 그리하여 현대약학의 기본골격을 이루는 주제항목들을 열거하면 다음 <표 2-6>과 같다.

<표 2-6> 약학분야의 기본골격

기초약학분야	
물리학 Physics 물리화학 Physical Chemistry 유기화학 Organic Chemistry 생화학 Biochemistry 생물학 Biology	미생물학 Microbiology 약품물리화학 Pharmaceutical Physical chemistry 약화학 Medicinal Chemistry 분석화학 Analytical Chemistry 생약학 Pharmacognosy
제약학분야	
약물학 Pharmacology 약제학 Pharmaceutics 제조공학 Industrial Pharmacy 제제학 Manufacturing Pharmacy	약품화학 Pharmaceutical Chemistry 합성화학 Synthetic Chemistry 발효학 Zymology 본초학 Herbalogy 생물약품공학 Biological pharmacetical engineering
의료약학분야	
생리학 Physiology 약리학 Pharmacology 약효학 Medicinal value 조제학 Pharmaceutics 임상분석화학 Clinical analitical chemistry	독성학 Toxicology 임상약학 Clinical Pharmacy 내분비화학 Endocrinological Chemistry 병리학 Pathology

사회약학분야	
공중위생학 Public Hygiene	법약학 Legal Pharmacy
위생화학 Hygiene Chemistry	식품위생학 Food Hygiene
환경위생화학 Envioronmental Pharmacy	농약학 Agricultural Hygiene
면역치료 Immunotherapy	식품공학 Food engineering
환경독성학 Envioronmental Toxicology	의약전달체계 Drug delivery system
의료보험제도 Medical insurance	병원약국학 Hospital Pharmacy
약사위생행정제도 Hygine administration	

Ⅲ. 의학 및 약학분야의 주요문헌분류표 분석

의학분야의 문헌분류법은 거의 모든 일반분류법에 포함되어있을 뿐만 아니라 의학분야의 전문적인 분류법도 상당수 존재하고 있다. 일반분류표로서는 DDC, UDC, LCC등이 대표적인 분류표라고 할 수 있다. 그중 DDC와 LCC가 오늘날세계 여러 나라에서 가장 널리 사용되는 분류표이다.

한편 의학주제문헌분류를 위해 개발된 전문분류표는 주로 구미를 중심으로 개개 의학도서관이나 협회에 의해서 개발되어왔는데, 이들 중 주요한 분류표는National Library of Medicine Classification(NLMC), Cunningham Classification, Boston Medical Library Classification, Barnard Classification 등이 있다. 그러나 이들 중에서 가장 대표적인 의학전문분류법은 NLMC이다. 이NLMC는 현재 미국 의학도서관들을 비롯하여하여 세계 각국의 대규모 의학도서관에서 가장 많이 사용되고, 현재까지 계속적인 개정이 이루어지고 있는 분류법이다. 그리하여 이 장에서는 DDC의 610 Medicine, LCC의 R: Medicine, 그리고 NLMC를 현대의약학의 학문체계를 기초로 해서 그 전개상의 문제점을 분석하고 평가하여, 의약학분야의 새로운 전문분류법을 전개하는데 있어서 제3의 모상으로 삼고자 한다.

A. DDC의 610 Medicine

1. 분류표의 變遷過程

DDC에 있어서 의약 학 분야는 의학 및 약학의 영역은 대단히 광범위한 주제 분야 임에도 불구하고 그 초판에서부터 610의 綱에 배정되어, 611부터 619까지 9개의 目으로 전개되었다. 610 medicine은 그 동안 부분적인 개정 및 세분 전개, 항목의 이치 등이 있었지만 120년이 지난 현재의 21판(1996)까지도 초판의 기본골격은 그대로 유지되고 있다. 그리하여 이 항에서는 DDC에서 의학 및 약학의 분류표 전개와 주요한 변천과정을 초판부터 현재의 21판까지 순차적으로 살펴보고자 한다.

a. 초판과 제3판

DDC의 초판에서는 medicine(610)이 611부터 619까지 9개의 目에서만 전개되었다.(<표 3-1> 참조) 이는 DDC 초판의 분류체계에서 인문과학분야 중 철학분야 76항목,[1] 종교분야 98항목[2]과 비교해 볼 때 큰 차이를 나타내고 있다. 이것은 DDC가 당초 신학대학인 Amherst대학 도서관의 장서를 분류하기 위하여 만들어졌으며,[3] 지식분류에 근거하여 문헌분류의 보편적인 기틀을 마련하려는 이론적 근거에서가 아니라 도서관장서의 조직화라는 실무적 차원에서 고안

---

1) 朴玉花. 哲學類의 새로운 分類 展開에 관한研究. 미간행 박사학위논문. 中央大學校大學院, 1994. pp. 20~22.
2) 邊宇烈. 宗敎類 文獻分類 展開에 관한 硏究. 미간행 박사학위논문. 서울, 中央大學校大學院, 1992. pp. 17~19.
3) Melvil Dewey. A Classification and Subject Index for Cataloguing and Arranging the Books and Pamphlets of a Library. Amherst, Mass. 1876. p. 15.

된 것이기 때문이다. DDC 초판이 고안 된 1876년은 현대의학의 형성기로서 기초의학의 확립과 의료기술의 발달, 임상의학의 전문적 분화4) 등이 이루어진 시기이다. 그러나 DDC초판에 열거된 의학의 분류는 이러한 학문영역의 변화를 전혀 반영 하고 있지 않다. 결국 Amherst신학대학의 장서 위주로 편찬되었으므로 의학 및 약학분야의 장서는 빈약했기 때문이라고 판단된다.

한편 의학 및 약학분야는 DDC제2판에서도 거의 변화가 없었다. 실제로 DDC초판과 제2판의 전개내용을 비교해 보면 <표 3-1>과 같다.

<표 3-1> 초판과 제2판에 있어서 610 目구분 비교표

<초판>	<제2판>
610 Medicine	610 Medicine.
611 Anatomy	611 Anatomy
612 Physiology	612 Physiology
613 Hygiene	613 Hygiene. Gymnastics. Training
614 Public Health	614 Public Health
615 Materia Medica and therapeutics	615 Materia Medica. Treapeutics
616 Pathology, theory and practice	616 Pathology. Diseases. Treatment
617 Surgery and Dentistry	617 Surgery. Dentistry. Anaesthetics
618 Obstetrics and Sexual Science	618 Obstetrics. Sexual Science
619 Veterinary Medicine	619 Veterinary Medicine

<표 3-1>에서 보는 바와 같이 DDC 초판과 2판 사이에는 큰 변화는 없었다. 다만 초판의 613hygiene에 gymnastics와 training 이라는 2개의 새로운 주제명이 제2판에서 첨가되었으며, 초판의 616 pathology theory and practice가 제2판에서 616 pathology. diseases. treatment. 로 항목명이 수정 보완되었다. 또한 617 surge교 and dentistry 가 617 surgery. dentistry. anaesthetics 로 변경되었다. anaesthetics가 새로이 첨가된 것

---

4) 신태양사 편집국 백과사전부. 원색최신의료대백과사전. 서울, 도서출판 태양사, 1991. p. 148.

이다. 이는 **anaesthesia**가 19세기후반에 미국에서 시작하여 유럽등지에 확대되면서 의학의 중요한 한 분야로 자리 잡기 시작한 시기였기 때문이다.5) 그러므로 이 분야의 장서가 늘어남에 따라 새로운 항목으로 설정된 것으로 판단된다.

그러나 **1888**년에 개정된 제3판에서는 目의 주제명에 있어서는 큰 차이를 보이고 있지 않으나 모든 目에서 7개 내지 9개의 세목으로 전개되고, 또다시 거의 모든 세목에서 4개 내지 9개의 세목으로 전개되는 등 전체의 항목수는 830여 항목으로 혁신적인 세분 전개가 이루어 졌다. 제2판과 제3판의 항목전개 상황을 비교해 보면 다음 <표 3-2>와 같다.

<표 3-2> 제2판과 제3판에 있어서 610의 세목구분 비교표

<제2판>	<제3판>
611 Anatomy	611　Anatomy. Histology
	.1 Circulatory System
	.2 Respiratory System
	.3 Digestive System
	.4 Glandular and Lymphatic System
	.5 Genito-Urinary System. breasts
	.6 Motor and Integumentary system
	.7 Nervous system. Sensory Apparatus
	.8 Regional Anatomy
612 Physiology	612　Physiology
	.1 Blood and circulation
	.2 Respiration
	.3 Digestion. Absorption. Nutrition.
	.4 Secretion. Excretion.
	.5 Animal Heat.
	.6 Reproduction. Development.
	.7 Function of Motor and Vocal Apparatus and Skin
	.8 Nervous functions.

---

5) *Encyclopedia Britannica: Macropedia.* Chicago, Encyclopaedia, Inc., 1981. Vol.11. p. 832.

613 Hygiene. 　　Gymnastics. Training	613　Personal hygiene .1 Air and light .2 Food. Dietetics .3 Beverages .4 Cleanliness of body. Clothing .5 Human Habitation and Resort .6 Hygiene of Employment .7 Hygiene of Recreation and Sleep .8 Hygiene of Nervous system .9 Hygiene of dffspring. heredity
614 Public Health	614 Public health .1 Registration and vital statistics .2 State control of medicine .3 Adulterations. Inspection of Articles liable to affect public health .4 Contagious and infectious diseases. General .5 Contagious and infectious diseases. Special .6 Disposal of the dead .7 Hygiene of the air and ground nuisances .8 Protection of human life from accidents, casualties, etc .9 Hygiene of animals. Veterinary sanitation
615 Materia Medica. 　　Therapeutics	615　Materia Medica. Therapeutics .1 Materia Medica. Drugs. .2 Inorganic Drugs .3 Organic Drugs .4 Practical pharmacy .5 Therapeutics. Action of Medicines in General .6 Administration of Medicines .7 Medicines grouped by effects .8 Other remedies .9 Toxicology. poisons.
616 Pathology. Diseases. 　　Treatment.	616　Pathology. Diseases. Treatment. .1 Diseases of circulator system .2 Diseases of respiratory system .3 Diseases of digestive systerm .4 Diseases of the Lymphatic system .5 Dermatology. skin. Diseases .6 Diseases of Genito-Urinary system

	.7 Diseases of the Organs of Locomotion.
	.8 Diseases of Nervous system
	.9 General diseases
617 Surgery. Dentistry. Anaesthetics.	617 Surgery
	.1 Injuries
	.2 Results of Injuries
	.3 Orthopaedics surgery. Deformities
	.4 Surgical Operations
	.5 Regional surgery
	.6 Dentistry. Diseases of teeth
	.7 Ophthalmic surgery. Diseases of the eye
	.8 Diseases of the ear
	.9 Operative surgery
618 Obstetics. Sexual science.	618 Diseases of woman and children. Obstetrics
	.1 Gynecology. Diseases of woman
	.2 Obstrics
	.3 Pathology of pregnancy
	.4 Parturition. labor. physiology
	.5 Pathology of labor
	.6 Puerperal state. Physiology
	.7 Pathology puerperal state. Puerperal Diseases.
	.8 Obstetric operation
	.9 Pediatrics, Diseases of children
619 Veterinary Medicine.	619 Comparative Medicine. Veterinary.
	.1 Horses
	.2 Cattle.
	.3 Sheep. Goats.
	.4 Swine.
	.5 Poultry.
	.6 Birds
	.7 Dogs
	.8 Cats
	.9 Other

<표 3-2>에서 보는 바와 같이 제2판의 613 hygiene. gymnastics. training. 이 제3판에서는 613 personal hygiene으로 항목명이 변경되고, gymnastics는 Hygiene of recreation and sleep의 세목(613.7)에 이

치 되었다. 특히 613 personal hygiene 은 93개 항목으로 세분되고, 614 public health는 무려 230여개 항목으로 세분 전개되었다. 이러한 현상은 19세기 후반 영국과 미국이 빠른 산업화로 인하여 사회적 문제가 발생함에 따라 이에 대한 대응책으로 공중보건학이 시작되었으며,6) 또 독일의 Leipzig(1868), Gottingen(1883), Berlin(1886) 등 여러 대학에서 위생학 강좌가 개설되어7) 위생학 및 공중보건학에 관한 문헌의 양이 증가하고 지식이 전문화됨에 따라 이 분야를 세분 전개하여 확대 수용하였던 것이다. 그리하여 의학 및 약학분야는 DDC의 제3판에서 그 기본골격이 정립되었다고 볼 수 있다.

b. 제7판에서의 변화

DDC의 제4판부터 제6판까지는 610 medicine분야에서는 주목할만한 변화가 없었다. 그러나 제7판에서는 611 anatomy와 612 physiology에서 거의 모든 세목이 확장 세분되었다. anatomy는 제6판의 경우 82개의 항목에서 무려 1,100여 항목으로 세분되었고, physiology는 71개 항목에서 1,280여 항목으로 대폭 세분 확장되었다. 그러나 613 personal hygiene 부터 619 comparative medicine 까지는 전혀 변화가 없었다.

DDC의 제8판부터 제12판까지는 610 medicine분야에 전혀 변화가 없었다. 그러나 제13판에서는 612.84 physiologic optic의 세부 항목에서 70여항목이 추가 세분되고, 612.85 hearing의 세부 항목에서 40여 항목이 추가 세분되었다. 기타는 변화 사항이 없다. 그리고 제14판에서는 전혀 변화가 없었다.

DDC의 제15판에서는 대단히 큰 변화가 있었다. 제14판의 경우, 전체 약 3,230여 항목이었던 것이 역으로 96% 이상의 항목들이 대폭 삭제되어 전체의 항목수가 제15판에서는 겨우 97항목에 불과하게 되었다.

---

6) Elizabeth Fee, Roy M. Acheson. *A History of Education Public Health Oxford*, Oxford University press, 1991. pp. 15~21.
7) 權彛赫. 개정증보 최신보건학. 서울, 신광출판사, 1993. p. 17.

c. 제16판에서의 재 세분

DDC의 제16판에서는 대부분의 강목의 명칭이 조금씩 변경되고, 15판에서 삭제되었던 항목들이 상당히 복원되었다. 그러나 복원된 항목은 870여 항목으로, 제16판에서의 **medical Science**의 전체 항목수가 960여 항목이 되었으나 제14판에서의 3,230여 항목에 비하면 겨우 34% 정도 복원되었을 뿐이다.

제17판에서는 몇 개의 강목명칭이 변경되고, 약간의 항목수의 증감이있었으나 내용상의 변화는 거의 없었다, 제18판에서는 613 **general and personal hygiene**과 614 **public health**에서 세부항목의 명칭이 상당히 변경되었으나 기타 항목수의 증감이나 내용상의 큰 변화는 없었다.

제19판에서는 614.6 **disposal of the dead** 항목하의 3항목이 모두 삭제되고, 614.7 **environmental programs and services**가 363.7로 이치 되고, 614.8 **public safety programs**가 363.1로 이치 되었다. 기타에도 약간의 항목명이 변경되고, 세분항목이 약 40여 항목 증가하였으나 내용상의 큰 변화는 없었다. 제20판에서는 614.5의 항목용어가 **incidence of and public measures to prevent specific diseases and kind of diseases**로 변경되고 여기에서 항목의 수가 76개에서 53개로 감소되었고, 615.6의 항목명이 **methods of administering medication**으로 변경되는 동시에 그 세목이 삭제되거나 통합되었다. 그러나 기타에는 변화가 없었다.

제21판에서도 거의 변화가 없었다. 다만 617.3 **orthopaedics**항목이 616.7, 617.47, 617.5로 각각 이치 되어 질병에 해당하는 부분과 신체부분으로 구분 전개되었을 뿐이다.

이상에서 1876년에 편찬된 초판에서부터 현재의 재21판까지의 변천과정을 살펴본바, 610 **medicine**은 1888년에 개정된 제3판에서 그 기본골격인 綱目이 정립되었다고 볼 수 있다. 이 기본골격은 1952년에 개정된 제15판에서 대폭적인 축약으로 인하여 그 골격이 다소

허물어진 듯 하였으나, 1958년에 개정된 제16판에서 그것이 다시 큰 변동이 없이 환원되었고, 그동안 약간의 항목의 명칭변경 항목수의 변화, 항목이치 등의 합리적인 조정은 있었으나 전체적인 골격면에서는 큰 변화없이 현재의 제21판에까지 그대로 유지되고 있다고 볼 수 있다. 위와 같은 변화를 실제로 살펴보기 위하여 제3판의 강목과 제21판의 강목을 대비해 보면 다음의 <표 3-3>과 같다.

<표 3-3> DDC 제3판과 제21판의 강목 비교표

3rd	21th
611 Anatomy. Histology	611 Human anatomy, Cytology(cell biology), histology(tissue biology)
.1 Circulatory System	.1 Cardiovascular organs
.2 Respiratory System	.2 Respiratory organs
.3 Digestive System	.3 Digestive tract organs
.4 Glandular and Lymphatic System	.4 Lymphatic and glandular organs
.6 Genito-Urinary System. breasts	.6 Urogenital organs
.7 Motor and Integumentary system	.7 Musculoskeletal system, integument
.8 Nervous system. sensory Apparatus	.8 Nervous system and sense organs
.9 Regional Anatomy	.9 Regional and topographical anatomy
612 Physiology	612 Human Physiology
.1 Blood and circulation	.1 Blood and circulation
.2 Respiration	.2 Respiration
.3 Digestion. Absorption. Nutrition.	.3 Digestion
.4 Secretion. Excretion.	.4 Secretion, excretion, related functions
.5 Animal heat.	
.6 Reproduction. Development.	.6 Reproduction, development, maturation
.7 Function of Motor and vocal apparatus and skin	.7 Musculoskeletal system, integument
.8 Nervous functions.	.8 Nervous functions sensory functions
	.9 Regional physiology
613 Personal hygiene	613 Promotion of health
.1 Air and light	.1 Environmental factors
.2 Food. Dietetics	.2 Dietetics
.3 Beverages	
.4 Cleanliness of body. Clothing	.4 Personal cleanliness and related topics
.5 Human habitation and resort	

.6 Hygiene of employment
.7 Hygiene of recreation and sleep
.8 Hygiene of Nervous system
.9 Hygiene of dffspring. heredity

614 Public health

.1 Registration and vital statistics
.2 State control of medicine
.3 Adulterations. Inspection of Articles liable to affect public health
.4 Contagious and infectious diseases. General
.5 Contagious and infectious diseases. Special
.6 Disposal of the dead
.7 Hygiene of the air and ground nuisances
.8 Protection of human life from accidents, casualties, etc
.9 Hygiene of animals. Veterinary sanitation

615 Materia medica and Therapeutics.
.1 Materia Medica. Drugs.
.2 Inorganic Drugs
.3 Organic drugs
.4 Practical pharmacy
.5 Therapeutics. Action of Medicines in General
.6 Administration of Medicines
.7 Medicines grouped by effects
.8 Other remedies
.9 Toxicology. poisons.

616 Pathology. Diseases. Treatment.
.1 Diseases of circulatory system
.2 Diseases of respiratory system
.3 Diseases of digestive system
.4 Diseases of the Lymphatic system

.5 Artificial environments.
.6 Special topics of health and safety
.7 Physical fitness
.8 Substance abuse (Drug abuse)
.9 Birth control, reproductive technology, sex hygiene

614 Forensic medicine, incidence of diseases, public preventive medicine.
.1 Forensic medicine (Medical jurisprudence)

.4 Incidence of and public measures to preventive diseases
.5 Incidence of and public measures to prevent specific diseases and kinds of diseases

.6 Disposal of the dead

615 Pharmacology and therapeutics
.1 Drugs (Materia medica)
.2 Inorganic drugs
.3 Organic drugs
.4 Practical Pharmacy
.5 Therapeutics
.6 Methods of administering medication
.7 Pharmacodynamics
.8 Specific therapies and kinds of therapies
.9 Toxicology

616 Diseases.
.1 Diseases of cardiovascular system
.2 Diseases of respiratory system
.3 Diseases of digestive system
.4 Diseases of blood-forming, lymphatic, glandular systems. Diseases of the endocrine system

.5 Dermatology. skin. Diseases	.5 Diseases of integument, hair, nails
.6 Diseases of Genito-Urinary system	.6 Diseases of urogenital system. Diseases of urinary system
.7 Diseases of the Organs of Locomotion	.7 Diseases of musculoskeletal system
.8 Diseases of Nervous system	.8 Diseases of the nervous system and mental disorders.
.9 General diseases	.9 Other diseases
617　Surgery	617　Miscellaneous branches of medicine Surgery
.1 Injuries	.1 Injuries and Wounds
.2 Results of injuries	.2 Results of injuries
.3 Orthopaedics surgery. Deformities	
.4 Surgical Operations	.4 Surgery by systems
.5 Regional surgery	.5 Regional medicine regional urgery
.6 Dentistry. Diseases of teeth	.6 Dentistry
.7 Ophthalmic surgery. Diseases of the eye	.7 Ophthalmology
.8 Diseases of the ear	.8 Otology and audiology
.9 Operative surgery	.9 Operative surgery and special fields of surgery
618　Diseases of woman and children. Obstetrics	618　Other bravches of medicine Gynecology and Obstetrics
.1 Gynecology. Diseases of woman	.1 Gynecology
.2 Obstrics	.2 Obstetrics
.3 Pathology of pregnancy	.3 Diseases and complicstions of pregnancy
.4 Parturition. labor. Physiology	.4 Childbirth(Parturition) Labor
.5 Pathology of labor	.5 Complicated labor(Dystocia)
.6 Puerperal state. Physiology	.6 Normal puerperium
.7 Pathology puerperal state. Puerperal Diseases.	.7 Puerperal diseases
.8 Obstetric operation	.8 Obstetrical surgery
.9 Pediatrics. Diseases of children	.9 Pediatrics and geriatrics
619　Comparative Medicine. Veterinary.	619　Experimental medicine
.1 Horses	
.2 Cattle.	
.3 Sheep. Goats.	
.4 Swine.	
.5 Poultry	.5 Birds

<table>
<tr><td>.6 Cats
.7 Other</td><td>.7 Dogs
.8 Cats
.9 Other mammals</td></tr>
</table>

이상의 <표 3-3>에서 우선 綱의 명칭을 살펴보면 제3판에서 611 anatomy, histology는 제21판에서 human과 cytology라는 용어가 추가되어 human anatomy의 개념을 더욱 명확히 하였을 뿐 내용상의 변화는 없다. 그리고 각각 그 밑에서 전개된 9개의 항목명칭이 모두 조금씩 변경되었으나 내용상의 변화는 없다고 판단된다.

612 physiology는 제21판에서 human이라는 용어만 첨가하여 인체생리학이라는 개념을 더욱 명확히 하였을 뿐 내용상의 변화는 없다. 그리하여 각각 그 밑에서 전개된 항목명칭도 거의 변경되지 않고, 다만 612.5 body heat가 보다 세분항목으로 이치 되었으며, 612.7의 세목명칭이 약간 변경되었으나 그 내용상의변화는 없다.

613 personal hygiene은 제21판에서 promotion of health로 아주 다른 용어로 표현하고 있으나 '위생법'이 '건강증진'을 위한 것이므로 내용상의 변화는 없는 것으로 판단된다. 그리고 각각 그 밑에서 전개된 9개의 항목명칭의 절반정도가 조금씩 변경되었으나 내용상의 변화는 없다. 다만 613.3이 613.2로 통합되었을 뿐이다.

614 public health는 제21판에서 forensic medicine, incidence of diseases public preventive medicine으로 길게 표현하고 있는데, 이 것은 공중보전 자체가법의학, 병의 발생과 예방의학 등 대단히 광범위한 분야이므로 이를 보다 구체적으로 표현한 것이라고 볼 수 있다. 따라서 이것도 그 개념이나 내용상의 변화는 없다고 판단된다.

615 materia medica and therapeutics는 제21판에서 pharmacology and therapeutics로 표현하고 있는데, 여기에서 materia medica는 약물학으로 pharmacology와 동의어로 해석될 수 있으므로 내용상의 변화는 없다고 판단된다. 그리고 각각의 항목에서 세분된 9개의 소 항목 중 6개의 항목명칭이 양자동일하고, 다만 3개의 항목명만이 조금씩 변경되었

으나 내용상의 변화는 없다.

616 pathology. diseases. treatment는 21판에서 pathology와 treatment를 생략하고 다만 diseases로만 표현하고 있을 뿐 내용상의 변화는 전혀 없는 것으로 판단된다. 더구나 각각의 항목에서 세분된 9개의 항목 중에서 4개의 항목명은 전혀 변하지도 않았고, 나머지의 5개 항목명도 조금씩은 변했으나 내용상으로는 변하지 않았기 때문이다.

617 surgery는 제21판에서 misellaneous branchs of medicine. surgery로 표현하고 있는데 이것은 외과학과 그와 관련된 여러 분야라는 의미로 해석되므로 내용상의 변화는 없다고 판단된다. 이들 각각의 항목에서 세분된 항목의 명칭은 절반정도가 조금씩 변경된 것이 있으나 내용상으로는 변경된 것이 없는 것으로 보인다.

618 diseases of woman and children. obstetrics는 21판에서 other branchs of medicine. gynecology and obstetrics로 변경되었으나 여기에서 other branch of medicine은 주요한 의미가 없다고 판단되고, 기타는 양자가 모두 산부인과를 의미하는 것으로 내용상의 변화는 없다고 판단된다. 그리고 이들 각각의 항목에서 세분된 항목들도 절반정도가 명칭이 변경되지 않았고, 나머지도 그 명칭이 조금씩 수정 또는 보완되었을 뿐이다.

619 comparative medicine. veterinary는 제21판에서 experimental medi-cine으로 변경되었는데, 여기에서 comparative medicine과 experimental medicine은 양자 모두 그 개념이 모호하여 상식적으로 쉽게 이해되지 않고, 또한 동일한 개념이나 유사한 개념으로 해석되지도 않는다. 그러나 이들 각각의 항목에서 세분된 세부항목이 모두 동물 명칭이므로 내용상의 변화는 없다고 판단되며, 이에 대한 항목명칭은 제3판의 경우처럼 간단히 veterinary라고 하는 것이 합리적이라고 판단된다. 이상의 <표 3-3>에 나타난 바와 같이 DDC의 제3판과 제21판의 비교에서는 특히 [613]과 [614]의 보건학 분야가 항목명의 변화가 많았으며, 이는 앞장에서도 언급한 바와 같이 보건학의 개념이 사회적 문제와 연관을

가지면서 주요한 개념이 "질병치료"에서 점차로 "건강증진 및 예방의학"을 중점적으로 다루게 되면서 불합리한 항목명을 개정 변경한 것으로 보인다. 그러나 DDC에 있어서 610 medicine은 1888년에 DDC 제3판이 발행된 이래 1996년 현재 제21판까지는 약 108년이 경과하면서 그 동안 많은 항목의 명칭이 변경되고, 많은 항목이 세분되고, 몇 개의 세분항목이 이치 되기는 했으나 그 기본골격은 그대로 유지되고 있다.

이것은 DDC의 의학도서에 대한 분류표의 골격이 19세기 말기의 의학체계에 따라 전개된 것으로 현대의학 및 약학의 학문체계에 부합되지 않으므로 현대에는 그 이용에 불편이 많다는 것을 입증 할 수 있다.

이것은 DDC의 과학부분들이 너무 느리게 개정되고 확정된다고8) 하는 내용을 뒷받침하고 있는 것이다.

2. 분류표의 체계 및 특성

이 항에서는 DDC의 최신판인 제21판을 중심으로 610 medicine의 분류체계와 그 특성을 분석해 보고자 한다. 이를 위해서 우선 610medicine분야의 강목 표는 이상의 <표 3-3>을 참조하기 바란다.

의학은 일반적으로 기초의학과 임상의학으로 크게 나누어진다. 그리고 기초의학에는 해부학, 생리학, 병리학, 생화학, 약리학, 기생충학 등이 있으나 DDC에서는 기초의학분야를 anatomy와 physiology와 Pharmacology만이 '목'으로 설정되어있고 나머지 기초의학의 한 분야인 모든 학문이 세목으로 또는 연계성이 없이 배열되어있다. 또한 임상의학 역시 현대의학에서는 내과학, 외과학, 안과학이비인후과학, 소아과학, 신경과학, 재활의학 등으로 구분되고 있으나 임상의학을 크게 질병, 외과학, 산부인과학으로 3구분하여 현대의학의 학문

---

8) M. Irene Jones. A Handbook of Medical Library Practics. Chicago, American Library Association, 1943. pp. 184~185.

적 체계와 부합되지 않는 부분이 상당히 많다.

DDC에 있어서는 anatomy, physiology, obstetrics & gynecology에 너무 치중하였으며, 임상의학을 diseases와 surgery로 구분하였으므로 내용상 치중되는 부분에 따라 하나의 임상과가 두개로 구분될 수 있다. 매뉴얼에서 diseases와 surgery부분에 대하여 구별방법을 안내하고 있지만 상당히 모호하다. 그러므로 제21판에서의 변경사항을 중심으로 구체적으로 분석해 보고자 한다.

첫째, 항목 전개에 있어서 617.1에 injuries and wounds를 배정하고, 617.2에 results of injuries를 배정한 것은 내용상 비논리적이다. 계층구조에 맞지 않는다. 또한 특별한 주제에 대하여는 기호의 길이가 너무 길며 의학주제 사이에 연관관계가 마련되어있지 않다.[9] 즉 617.1의 injuries and wounds 손상과 창상을 나타내며, 617.2의 results of injuries는 손상의 결과를 나타내므로 결국 같은 항목구분을 중복하고 있는 것이다. 이것은 분류자체의 문제이기도 하며, 다른 학문에 비하여 관련 주제 분야가 복잡한 의학에 있어서는 어느 분야가 우선하는지에 대하여 분류에 대한 전개원칙이 정립되어야 할 것이다.

둘째로 일반 주제와는 달리 의학 및 약학분야의 학문영역의 급속한 변화는 주제확장과 분류표의 개정시기를 지나서, 그 후 완전히 새로운 개념이 소개되는 경우가 많으며, 특히 면역학과 유전학이 분류표에서 대처하기 힘들만큼 급속히 확장되고 있다.[10] 또한 DDC의 의약학분야에 있어서 분류전개가 불합리하다고 판단되는 부분은 마취과학 분야에서도 찾아 볼 수 있다. 그 예로서 제21판의 마취과학 분야의 세목전개상황을 살펴보면 다음의 <표 3-4>와 같다.

---

9) Gertrude L. Annan and Jacqueline W. Felter. *Handbook of Medical Library Practice*. 3rd ed, Chicago, Medical Library Assciationk, 1970. p. 116.
10) David A. Matthews, Fiona Mackay Pickes. op. cit., p. 69.

<표 3-4> DDC의 제21판에서의 마취과학의 전개표

```
617.96  Anesthesiology.
   .9604  Special topics.
   .96041 Complications and Sequelae.
   .96042 Emergencies.
   .962  General Anesthesia.
   .964  Regional Anesthesia.
   .966  Local Anesthesia.
   .967  Anesthesiology for Specific kinds of Surgery.
   .968  Anesthesiology for Gynecology and Obstetrics.
   .9681 Gynecology.
   .9682 Obstetrics.
```

이상의 <표 3-4>에 나타난 바와 같이 마취과학은 617.9 operative surgery and special fields of surgery의 한 부분으로 617.96의 세목에 배정되어 있는데, 그 주제 내용은 일반적인 것, 세부적인 것, 응용적인 것으로 나누어져 있다. 그러나 2개의 regional과 local anesthesia의 표현은 동의어의 법칙에 위배되며, 617.967 하에서 anesthesia의 다른 형태를 결합시키는 것은 계층구조의 혼란을 야기 시키는 것이다.11)

또한 분류표에 있어서 기본관련 용어들의 표현과 조직은 주제 영역에 의존하는 것이며 마취과학은 multidisciplinary주제 영역으로서 기초과학, 약리학, 그리고 임상의학을 포함한 학문이다.12) 그리하여 이러한 마취과학의 주제 영역을 보다 합리적으로 세분하자면 다음의 <표 3-5>와 같이 전개해야 할 것이다.

---

11) Padmini Raj. Position and organization of subject content of anesthesiology in different library classification systems. Advances in knowledge organization. vol. (1990.) p. 136.

12) Ibid. p. 134.

<표 3-5> Anaesthesiology의 새로운 전개[13]

Anesthesia Personnel.
Operating Room.
Postanesthesia care unit.
Critical Care Medicine.
Resuscitation.
Pain Management.
Medical Imaging.
Cardiac Procedures.

3. 분류표 전개상의 문제점

DDC에 있어서 의학 및 약학분야는 1888년에 개정된 DDC의 제3판에서 그 기본골격이 정립된 이래 제21판까지 108년 동안 그 골격이 조금도 변함없이 그대로 유지되고 있다. 따라서 **610 medicine**의 기본골격은 19세기의 학문체계에 기초를 둔 것으로 그것이 현대의학 및 약학의 학문체계에는 부합되지 않는다.

첫째, 현대의학 및 약학분야는 학문이나 교육제도 상으로 의학과 약학의 양분화 현상이 뚜렷하고, 약학의 입장에서는 **phamacology**가 **pharmacy**의 하위주제인데, DDC에서는 역으로 **pharmacology(615)**가 상위에 배정되어 있고, 바로 그 세목하에 **pharmacy(615.1)**가 배정되어 있다. 더구나 본 표에서는 약학을 **pharmacy**라는 용어 대신에 **drugs(materia medica)**라고 쓰고 색인에서만 **pharmacy**라는 용어를 사용하고 있다.

둘째로 해부학(611)이나 생리학(612), 예방의학(614), 산부인과학(618), 수의학(619) 등은 각각 하나의 강에 배정하고, 치과학(**dentistry**)은 학문적으로나 교육제도상으로 하나의 독립적인 분야인데도 의과학(617)의 세목(617.6)에 배정되어 있다.

---

13) Milvel Ronald D. Anesthesia vol.1 4th ed. New York, Churchill Livingstone, 1994. pp. 3~8

셋째로 의약학 전반에 견주어 볼 때, **anatomy(611), physiology(612), obstetrics& gynecology(618)**에 너무 치중되어 있다. 즉 안과학이 **617.7**에, 이비인후과학이**617.8**에 배정되어 있는 데 비하여, 산부인과학은 강에 해당하는 **618**에 배정되어 여기에서 다시 **9개**의 목으로 구분되고, 그 중에서 소아과학이 그 세목인 **618.92**에 배정되어 있다. 또한 **anatomy, physiology** 역시 **611**과 **612**의 綱에 각각 배정되어 각각 **8개**의 목으로 나누어져 있다. 이는 현재 일반적으로 의학을 기초의학과 임상의학으로 크게 나누고 그중 임상의학을 내과, 신경과, 정신과, 일반의과, 정형외과, 신경외과, 흉부외과, 성형외과, 마취 과, 산부인과, 소아과, 안과, 이비인후과, 피부과, 비뇨기과, 진단방사선과, 치료방사선과, 해부병리과, 임상병리과, 결핵과, 재활의학과, 예방의학과, 가정의학과, 응급의학과, 핵의학과 및 산업의학과의 **26**분야14)로 나누어져 있는 것을 볼 때 항목배정이 현대의학의 학문영역구분을 나타내기에는 적합하지 않다.

넷째로 **617 surgery**의 주제 하에 세목으로서 **617.6 dentistry, 617.7ophthalmology**(안과학), **617.8 otology**(耳科學) **and audiology**(청각학) 등이 포함되어 있는 것은 외과학을 나타내는 **surgery**하에 치과학, 안과학, 이과학과 청각학이 세목으로 배정되어 있으므로 주제내의 계층성이 없다. 기호의 계층적 성격이 분류번호 사이의 상호관계를 나타내주는 것이 **DDC**의 장점15)이지만 이 분야에서는 비논리적으로 배치되어 있다. 즉 **surgery**는 외과학을 나타내는 것으로서 계층상으로서도 안과학, 이과학과 대등한 위치이며 더욱이 관련성이 없는 외과학의 세목으로 배정된 것은 비논리적이다. 또한 의학도서의 가장 주된 문제라고 할 수 있는 복합주제가 연결되어 있는 경우 이원적으로 분류될 수 있는 경우가 많다.

---

14) 한국법률협회. 의료관련대법전. 서울, 한국법률협회 정부행정연구소, 1995. p. 779.
15) 정필모. 文獻分類論. 서울, 구미무역출판부, 1991. p. 171.

다섯째, 십진분류법의 구조상의 문제로서 십진식 기호법의 한계상 동일한 계층수준에 관한 주제를 수용할 수 있는 능력을 9가지의 제한된 구분으로 축소시킴으로서, 기호 매김에 있어서 불합리한 계층구조를 가지는 경우가 많다. 또한 현존하는 주제가 비록 십진식의 덕분으로 무한히 전개 될 수 있다하더라도, 새로운 분류기호가 대등한 기호 사이에 삽입 될 수 없다.16)

B. LCC의 R: Medicine

1. 분류표의 체계 및 특성

LCC는 1904년에 최초로 편찬된 것으로 21개의 主類로 시작하여 그 후 70여개의 하위류가 증가해서 현재 48개의 分冊形式으로 발행되고 있다. 다른 분류법들과는 달리 LCC는 어느 한사람의 걸출한 인물에 의해 고안 된 것이 아니었다. J. C. M. Hanson 과 Charles Martel의 지도 아래 각각의 類가 서로 다른 전문가들에 의해서 편찬되었다. 각각 어떠한 類전체나 下位類(subclass)의 일부를 수록하게 되는 분류표는 독립적으로 작성되고 발행되었다. 따라서 LCC는 서로 조정하여 작성된 일련의 特殊分類表로도 생각되고 있다.17) LCC의 주류를 열거하면 다음의 <표 3-6>과 같다.

---

16) Ibid. p. 172.
17) Ibid. p. 228.

<표 3-6> LCC의 主類전개표

A General Works. Polygraphy B Philosophy. Religion C History. Auxilliary Sciences D History and Topography E-F America G Geography H Social Sciences. Economics. Sociology J Political Sciences K Law L Education	M Music N Fine Arts P Language and Literature Q Science R Medicine S Agriculture. Plant and Animal Industry. T Technology U Military Science V Naval Science Z Bibliography and Library Science.

의학은 主類 "R"에 배정되어 있으며, Class R의 최초의 전개표 (original schedules)는 분류책임자인 Charles Martel의 감독 하에 J. Christian Bay에 의해 1904년에 제1판이 편찬되었다.18) 제2판은 1921년에, 제3판은 1952년에 개정되었으며,19) 제3판은 그동안 의학 에서 형성된 많은 진보를 반영하는 완전한 개정판이었다.20) 1차대전 이래 의학은 대단한 진보를 가져왔다. 즉 의학의 중요한 새로운 개 념과의 연관관계, 새로운 치료수단과 방법, 용어의 변화, 그리고 더 많은 질병분류의 수용등 의학의 진보를 이해하기 위하여 개정이 필 요하게 되었다. 어떤 영역에 있어서 과학적 관심의 성장이 제2판의 영역을 넘어서 확장을 요구하였다. 이러한 발달과 변화의 사실이 표 의 확장으로 나타났다.

또한 질병의 분류와 용어에 대해서는 "World Health Organizations Manual of the International Statistical Classification Diseases, Injuries

---

18) U. S. Library of Congress. Classification Division. Classification. Class R: Medicine. 3rd ed. Washington, Library of Congress, 1952. p. Ⅲ.
19) Barbara B. Tillett. Library of Congress Classification. R: Medicine. Washington, D. C., Library of Congress, 5th ed. 1995.
20) Mary K. D. Pietris. Library of Congress Classification. Class R: Medicine. 4th ed. Washington, D. C., Library of Congress, 1980.

and Cause of Death (The 6th revision of the International Lists of Diseases and Causes of Death)"에 의존하였다.21) 제4판은 1952년과 1978년 사이에 형성된 첨가 사항과 변화들을 합한 누적판으로서, 1980년에 출판되었고 1995년에 현재의 제5판까지 출판되었다.22)

　Class(R)medicine 하에 전개된 16개의 subclasses는 아래 <표 3-7>과 같다.

<표 3-7> Class R: Medicine의 Subclasses

R　Medicine

RA　Public Aspects of Medicine.	RL　Dermatology.
RB　Pathology.	RM　Therapeutics. Pharmacology.
RC　Internal Medicine.	RS　Pharmacy and Materia Medica.
RD　Surgery.	RT　Nursing.
RE　Ophthalmology.	RV　Botanic, Thomsonian,
RF　Otorhinolaryngology.	and Eclectic Medicine.
RG　Gynecology and Obstetrics.	RX　Homeopathy.
RJ　Pediatrics.	RZ　Other Systems of Medicine.
RK　Dentistry.	

　이상의 <표 3-7>에 나타난 바와 같이 醫學(R)은 제1차로 16개 (RA-RZ)의 하위류(subclasses)로 구분되었다. 그러나 하위류의 배열에서 치료학(therapeutics RM), 藥學 (phamacy RS), 간호학 (nursing RT)이 病理學(pathology RB), 내과학 internal medicine RC)와 연계되어 있지 않다.23) 즉 기초의학과 임상의학의 구분이 없으며, 하위류의 전개원칙이 수립되어 있지 않아 비논리적이다.

　이러한 점에서 Bliss는 "의약학에는 科學과 學問의 자연적 논리적 순서 같은 것은 없다"24)고 말했다. LCC에서는 기초의학이 Q science에

---

21) U. S. Library of Congress. Classification Division. op. cit, p. Ⅲ.
22) Barbara B. Tillett. op. cit.
23) 이병수. 미국국회도서관 분류법. 국회도서관, 제6권, 제9호(1969. 11). p. 37.
24) Bliss. p. 246.

도 배정되어 있다. LCC에서도 DDC와 같이 自然科學과 技術科學을 구별하여 전개하고 있는데, 자연과학類는 다음의 <표 3-8>에서 보는 바와 같이 11개의 subclasses로 구성되어 있다.

<표 3-8> LCC의 자연과학과 DDC순수과학의 비교

LCC		DDC	
Q	Science	500	Pure Science
QA	Mathematics	510	Mathematics
QB	Astronomo	520	Astronomy and Allied Science
QC	Physics	530	Physics
QD	Chemistry	540	Chemistry
QE	Geology	550	Earth Sciences
QH	Natural history	560	Paleontology
QK	Botany	570	Anthropology and biology
QL	Zoology	580	Botanical sciences
QM	Human anatomy	590	Zoological sciences
QP	Physiology		
QR	Bacteriology		

이상의 <표 3-8>에서 보는 바와 같이 인체해부학(QM) 생리학(QP) 세균학(QR)등 기초의학을 제의하면, 그 내용이나 배열 상으로 볼 때 DDC를 따르고 있음을 알 수 있다. DDC에서 자연과학 중의 첫째의 綱에 전개된 醫學(DDC 610)을 LCC에서는 기초의학(인체해부학, 생리학, 세균학)만을 자연과학의 최종 3개의 하위류(QM-QR)에 전개하고, 臨床醫學은 DDC와 같이 自然科學에서 제외하여 기초의학의 바로 앞에 독립된 subclass로 하여 技術科學諸類(R, S, T, U, V)의 상위에 전개하고 있다.

LCC에 있어서 醫學을 이와 같이 兩類에 걸쳐 전개한 이론적 근거는 기초의학은 自然科學에 속하는 것으로 他醫學, 즉 臨床‡ 醫學 公衆偉生에 응용이 되는 것 이므로 이러한 의미에서 臨床醫學은 응용과학(기술과학)이라는 점에서이다. 그러나 DDC 및 LCC에서 醫學을 자연과학에 접근시키고 있는 것은 공통된 점이며, LCC에서 동물학(QL) 다음에 해부학(QM)과 생리학(QP)이 뒤따르게 한 것은 DDC에서 이것들을 기술과학에 전개한 예보다 論理的이다.25) 그리하여 여기에서는 제5판(1995)을 중심으로 LCC에 있어서의 의학류 (Class R)의 세목전개에 대하여 그 특징을 구체적으로 살펴보고자 한다. 우선 class R의 주요subclasses를 열거하면 다음 <표 3-9>와 같다.

<표 3-9> Class R Medicine 세목의 요약전개

R	5-920	Medicine (General)
	5-130.5	General works.
	726.5-726.8	Medicine and diseases in relation to Psychology
		Nerminal Care. Dying.
	895-920	Medical Physics.
		Medical radiology.
		Nuclear medicine.
RA	1-1270	Public aspects of medicine.
RB	1-214	Pathology.
	17.A-Z	Individual, A-Z
		Pathological anatomy and histology.
	37.6	Medical anatomy and histology.
	40	Chemical examination.
	42	Radioactive techniques in laboratory examination
	45	Examination of the blood.
	47	Examination of the gastric contents.
	48	Examination of Enzymes. Clinical enzymology.
	55	Examination of cerebrospinal fluid.
	112.5	Clinical Biochemistry.
	113	Physiological pathology. Clinical physiology.
	127-150	Manifestations of diseases.
RC	31-1245	Internal Medicine
	321-571	Neurosciences. Biological psychiatry.
		Neuropsychiatry.
	963-969	Industrial medicine.
		Industrial hygiene.

---

25) Ibid., p. 36.

	970-986	Military medicine.
	1000-1020	Submarine medicine.
	1200-1245	Sports medicine.
RD	1-811	Surgery
	33.55	Interventional radiology.
	78.3-87.3	Anesthesiology.
	73.6.A-Z	Special therapies, A-Z.
RE	1-994	Ophthalmology.
RF	1-547	Otorhinolaryngology.
RG	1-991	Gynecology and obstetrics.
	491-499	Diseases of the breast.
RJ	1-570	Pediatrics.
RK	1-715	Dentistry.
RL	1-803	Dermatology.
RM	1-950	Therapeutics. Pharmacology.
RS	1-441	Pharmacy and materia medica.
RT	1-120	Nursing.
RV	1-431	Botanec, Thomsonian, and electic medicine.
RX	1-681	Homeopathy.
RZ	201-999	Other systems of medicine.

<표 3-9>에 나타난 바와 같이 기초학적인 분야와 임상적 분야가 'RB'에pathology로 분류되어 있는 것은 현재 사용되는 pathology의 개념과 상이하다. 즉 pathology는 기초의학의 병리학을 의미하는 용어로서 RB에 속해있는 clinical physiology, pathological anatomy, clinical biochemistry 등은 달리 분류되어야 한다.

모든 임상과의 도서 분량이 방대해졌으므로 학문의 세분화와 전문화에 따른 세분 전개가 불균형하다. 예를 들면 내과 의과 등의 분류는 질병에 따른 분류가 세밀하지 않으나 안과, 이비인후과, 피부과 등의 임상과는 질병명에 따라 세밀히 분류되어 있다.

세목의 전개에 있어서 전개가 불합리한 곳도 많이 있다. 예를 들면; 726.5-726.8: medicine and diseases in relation to psychology. terminal care dying은 임상적으로 정신과에 해당하는 분야이므로 달리 분류

되어야 한다. 또한 895-920: medical physics. medical radiology. nuclear medicine. 중 방사선과 핵의학은 학문적인 한 분야이다. pathology 아래에서 전개된 RB 127-150 manifestastion of diseases는 질병의 임상적 증상이므로 병리학적 분류에 속하지 않는다. 그리고 37.6, 40, 42, 45, 47, 48, 55등은 임상병리, 생화학, 면역학 등의 학문이 포함되어 있다.

internal medicine 아래에서 전개된 RC 321-571 neurology and psychiatry는 신경과와 정신과로 각각 분리되어야 하며, 963-9169 industrial medicine은 따로 분리되어야 한다. 그리고 970-1020 military medicine, submarine medicine, naval medicine은 최근 environmental medicine으로 지칭되고 있고, 응급의학의 한 분야로 분류되고 있으며, 1200-1245 sports medicine은 내과보다는 정형외과의 학문적 분류가 타당하다.

surgery하에 전개된 RD 33.55 interventional radiology는 방사선과의 영역이고, 78.3-87.3 anesthesiology는 임상과 (마취과학)로 따로 분류되어야 하며, 736 special theraphies는 재활의학의 치료분야이다. gynecology & obstetrics하에 전개된 RG 491-499 diseases of breast 는 일반외과 영역에도 포함되어야 한다. 이와 같이 LCC는 분류전개에 있어서 불합리한 부분이 많이 있다.

LCC분류표의 특징이 類, 綱, 目의 계층적 배열을 원칙으로 하는 것은 아니라고 하더라도 각각의 분류항목이 포함하고 있는 내용들이 서로 연관성을 갖지 못하고 있으며, 醫學類 R에 있어서 기초의학과 임상의학이 구분 없이 복잡하게 얽혀 있다.

2. 분류표 전개상의 문제점

LCC는 미국의회도서관 장서에 기초를 두고 그 장서의 분류를 위하여 엄격한 연구, 조사를 거쳐서 작성된 세계최대의 열거식 분류표로서 현존 분류표 중에서 가장 상세하고 실제적인 분류표이다. 더구나 醫學類 "R"은 제3판(1952)에서 발전하는 의학주제에 맞추어 대폭 수정을 가한바도 있다. 그러나 LCC의 R의의학류는 의학분류표로서 다음과 같은 몇 가지 문제점을 갖고 있다고 판단된다.

첫째, LCC는 미국의회도서관의 장서를 분류하기위한 분류표로서 문헌적 근거에서 시작하였으므로 현대의 학문체계와 부합되지 않는다고 일반적으로 지적되고 있다. 더구나 醫學은 19세기 후반 즉 LCC의 의학류 제1판을 편찬하기 이전에 이미 기초의학의 확립과 임상의학의 세분화와 전문화가 이루어졌으나 현재의 제5판(1995년)까지 이를 반영하고 있지 않다.

둘째, 의학 주제에서는 어느 주제 분야보다도 새로운 주제를 수용하기 위한 신축성 있는 분류표가 요구되는데 LCC의 의학분야는 하위류 이하의 세목이 하위류의 항목과 연관성이 없는 경우가 많고, 하위류의 배열에 있어서, 治療(therapeutics, RM), 藥學(pharmacy, RS), 看護學(nursing, RT)이 病埋學(RB), 내과학(internal medicine RC)과 떨어져 있다.

셋째, 분류표의 개정주기가 너무 늦다. 1904년 제1판을 발행한 이래 현재1995년(5판)까지 90여 년간 평균 22년의 주기로 개정이 이루어졌다.26) 특히 가장 신속하고 방대한 정보가 생산되는 醫學主題에 있어서는 20년이 넘는 개정주기는 학문적으로나 실제 이용 면에 있어서 많은 문제점을 안고 있다.

넷째, 따라서 분류표에 열거되지 않은 복합주제나 복수의 요소를 가진 저작을 분류하기가 곤란하다. 특히 복합주제가 많은 醫學에 있어서는 이러한 문제를 해결하는 것이 급선무이다.

---

26) Lois Mai Chan. Cataloging and Classification: An introduction. New York, Mcgraw-Hill, 1981. p. 273.

C. NLMC

1. 분류표의 성립 과정

1836년 Library of Surgeon General's Office 에서 시작된 국립의학 도서관(National Library of Medicine=NLM)은 미국 Washington D. C.의 외곽에 위치하며, 미국의 국립보건연구원 (National Institutes of Health=NIH)의 한 부분이다. 또한 의회도서관(Library of Congress) 및 국립농업도서관(National Agricultural Library)과 함께 3대 국립도 서관의 하나로 단일의 과학분야에 있어서 세계에서 가장 큰 연구도서 관이기도 하다.

1836년 군부의 Library of the Surgeon General's Office로서 설립된 NLM은1922년 Anny Medical Library로 개칭되었고, 30년 후인 1952 년에는 Armed Forces Medical Library로 다시 변경되면서 3개의 군부 의 공동기관이 되었다. 그 후 1956년 8월 3일 National Library of Medicine Act가 법으로 승인되어, 국립의학도서관(National Library of Medicine)이 되면서 미국 육군의 관할을 떠나 보건교육복지부(HEW) 의 관할로 되어 지금에 이르고 있다.27) 따라서 봉사대상이 군인에서 일 반 시민으로 확대된 것이다.

National Library of Medicine Classification(NLMC)은 미국 국립의 학도서관(NLM)에 의해 편찬된 의학 및 그 관련분야에 대한 분류표이 다. 세계 제2차 대전 이후 과학 및 의학의 급격한 발전과 막대한 재정 적인 지원과 증대되는 자료들에 대하여 Army Medical Library(NLM) 는 기존의 분류표로 이에 대응하기가 어렵게 되었을 뿐만 아니라 의학 도서관의 문헌 서비스 및 도서관기술의 근대화가 절실히 요구되었다.

---

27) 한경신. "NLMC에 관한 소고." 충남대학교 문헌정보학과 창립10주년 기념 논문집. (1990). pp. 72~73.

따라서 1943년 도서관봉사활동에 수반되는 전면적인 개혁을 위한 대규모의 조사연구가 ALA와 Rockefeller Foundation의 후원 하에 행해졌다, 1944년에 이 연구보고서에서 막대한 의학분야의 자료에 적용 할 수 있는 의학분야의 전문적인 분류표를 작성하는 것이 절대 필요하며, 이 분류표는LC분류표의 표기법과 관련을 갖게 하는 것이 유용하다. 따라서 LC분류법의 QM, QP, QR(해부학, 생리학, 세균학)과 R(의학) 부문을 개편하는 것이 좋을 것이라고 보고 되었다. 이에 따라 과학자, 의학자, 도서관원에 의한 위원회가 설치되고, 여기에서 Q(과학)안의 없는 번호, 즉 QS부터 QZ까지를 기초의학부문, W를 임상의학부문으로 설정해서 전개하여 기호를 통일하는 것, 해부학체계에 따른 모든 국면을 수집하는 것, 그리고 병리학적 병인 분류는 표준병명(standard nomenclature of diseases)의 개념에 따르는 것 등이 구체화되었다. 그 후 1946-49년에 걸쳐 시안은 Army Medical Library 와 4개의 의학도서관에 시험 삼아 적용되었다. 그 결과 1949년 당시 그 위원회의 위원인 Mary Louis Marshall에 의해 개정판이 예비판으로 발행되었다. 1951년 이 예비판은 Dr. Frank B. Rogers에 의해 개정되어 Army Medical Library Classification, 1st ed. 즉 NLMC 초판이 되었다.

그 후 이 분류표는 1년마다 증보목록 즉 Notes for Medical Catalogers 의 부록' Aditions and Changes'를 발행하여 분류작업에 도움을 주면서 1956년 제2판, 1964년 Emilie Wiggins의 감독 하에 제3판, 1969년 Martin M. Cummings에 의해 제3판의 개정판, 1978년 재4판, 1981년 제4판의 개정판이 발간되었으며,28) 1994년 제5판이 발간되어 새롭고 변화하는 개념들을 반영하면서 현재에 이르고 있다. 이 분류표의 표기법은 이 분류표가 원래 LCC의 일부가 되는 것으로 계획되었기 때문에 대문자와 숫자를 결합한 LCC의 표기법을 따르고 있다.29)

---

28) 關東地區 醫學圖書館協議會. NLMC分科會, "National Library of Medicine Classfication の 使い方(I)", 醫學圖書館 32-4, ('85,12), p. 380.
29) Emilie V. Wiggins, "National Library of Medicine:Catalogs and Cataloging

2. 분류표의 체계 및 특성

NLMC는 의학주제 전문의 분류표로서 의학과 그 관련분야를 망라하여 LC분류표와 관련지어 사용할 수 있도록 편찬되었다. 분류번호는 LC분류표에 없는 번호 즉, **QS-QZ**를 기초의학부문, **W-WZ**를 임상의학부문과 그 관련분야에 분류하고 있다. NLMC의 주 강목은 **preclinical sciences**와 **medicine and relatedsubjects**로 구성되며, 이들의 개요를 살펴보면 다음 <표 3-10>, <표 3-11>과 같다.30)

<표 3-10> Preclinical Sciences

QS Human Anatomy	QW Microbiology Immunology
QT Physiology	QX Parasitology
QU Biochemistry	QY Clinical Pathology
QV Pharmacology	QZ Pathology

Services." In: *Encyclopedia of Library and Information Science*. New York, Dekker, 1977, v. 19, p. 143.

30) National Library of Medicine Classification: *A Scheme for the Shelf Arrangement of Books in the Field of Medicine and Its Related Sciences*, 4th rev. ed. Behesda, Maryland" NLM, 1981, p. xiii.

<표 3-11> Medicine and related Subjects

W	Medical Profession	WK	Endocrine System
WA	Public Health	WL	Nervous System
WB	Practice of Medicine	WM	Psychiatry
WC	Infectious Diseases	WN	Radiology
WD100	Deficiency Diseases	WO	Surgery
WD200	Metabolic Diseases	WP	Gynecology
WD300	Disease of Allergy	WQ	Obstetrics
WD400	Animal Poisoning	WR	Dermatology
WD500	Plant Poisoning	WS	Pediatrics
WD600	Diseases by physical Agents	WT	Geriartics. Chronic Diseases
WD700	Aviation and Space Medicine	WU	Dentistry. Oral Surgery
WE	Musculoskletal system	WV	Otorhinolaryngology
WF	Respiratory system	WW	Ophthalmology
WG	Cardiovascular system	WX	Hospitals
WH	Himic and Lymphatic system	WY	Nursing
WI	Gastrointetinal system	WZ	History of Medicine
WJ	Urogenital system		

한편 의학관련주제(medcal and related subjects)는 다시 1) general and medicine, 2) diseases of the whole body, 3) body systems, 4) special areas의 4개 부문으로 구분되어 있다.

NLMC가 갖는 특징으로서 각 주 강목에는 약간의 예외가 있으나, 형식번호로서 도서의 형태와 각 주제 분야의 공통항목을 위한 세분화된 번호 즉 1-39가 균일하게 부여된다. 따라서 분류번호가 圖譜나 사전과 같은 경우에는 이 형식번호에 의한 분류를 우선한다. 예를 들면 생리학 사전은 QT 13, 중핵신경계도보는 WL 17이 된다. 또 임상의학부문 가운데에는 형식번호와는 별도로 공통으로 사용할 수 있는 번호가 있다. 즉 100(general works), 101(anatomy), 102(physiology), 141(diagnosis), 168(surgery) 등 각 부문에 똑같은 세목을 만들고 동일한 숫자를 부여하여 조기적으로 사용 할 수 있는데, 반드시 일관해서 사용 할 수 있는 방법을 의미하는 것은 아니다.

NLMC의 분류기준은 첫 번째 "형식우선"으로서 각 주 강목아래에 1-39까지의 형식번호가 있으며, 이들의 형식 (도보, 사전, 주소록

등)에 해당하는 도서는 내용으로가 아니라 형식에 의해 분류한다. 두 번째는 "기관우선"으로서 기관(organ)에 의해 분류한다. 질병은 그 치료법의 여하를 불문하고 그것에 관계되는 기관에 분류한다. 셋째는 "특이성(specific)우선"으로서 분류항목이 세분화되어 있어 질병은 각각의 번호에 분류하며 개별의 번호가 없는 것은 일반저작에 분류한다.[31]

 NLMC의 장점은 첫째 계속적인 개정이 이루어지고 있으며 둘째 LC분류표와 연계하여서 양자 분류표에 대한 이점을 주고 있으며, 셋째 국제적인 목록 서비스 경향을 알 수 있으며 전문작업의 중복을 피함으로서 비용을 감소시킬 수 있다.[32] NLMC의 이와 같은 이용면 이외의 분류표 자체의 이점으로서 현재 미국내 많은 의학도서관을 비롯하여, 세계 각국의 의학도서관에서 original 형태로 사용 되고 있다. Annan과 Felter에 의하면 '의학도서관 장서분류에서의 NLMC의 강점은 첫째, 현대의 의학주제의 흐름을 반영하는 융통성이 있고, 둘째, 주요한 개념과 특수한 범주아래에 분류하는 논리성이 있으며, 셋째, 관련된 다른 NLM system 즉 Subject Headings, current Catalog 등과 일체가 되는 분류표의 실용성이 있는 것'이라고 한다.[33] 또한 의학도서관에서는 NLM에서 발행하는 발행물 즉 의학분야의 각종 서지와 초록지 뿐만 아니라 각종 정보봉사를 이용해야 하므로 이 분류표의 사용이 불가피하다. 게다가 1972년 NLM은 1971년 7월에 미국의 출판사들과 LC에 의해 시작된 Cataloging in Publication Project에 참여하기 시작했으며 이에 의한 의학도서관들의 각종 상호협력을 가능케 하고 있다. 또한 꾸준한 개정을 통하여 현행실용성을 유지하고 있다.

---

31) Ibid, pp. 386~387.
32) George Scheerer. Classification Systems Used in Medical Libraries. *Bull. Med. Libr.* Assoc. vol. 62, no.3, 1974. p. 280.
33) Gertrude L. Annan and Jacqueline W. Felter. *Handbook of Medical Library Parctive* 3rd ed. Chicago: MLA, 1970, p. 120.

3. 분류표 전재상의 문제점

이상에서 보는 바와 같이 NLMC는 여러 가지의 특성과 장점을 가지고 있으나 상대적으로 다음과 같은 분류표 전개상의 불합리한 점도 발견된다.

첫째, NLMC의 기본은 실용적인 것이나 분류의 기본적인 골격에 대하여 명확한 전개원칙이 없다. 예를 들면 WQ obstetrics와 WP gynecology는 WS pediatrics와 떨어져 있다. 즉 중간에 WR dermatology가 들어있기 때문이다. 이것은 WS pediatrics와 WR dermatology의 위치를 바꿈으로서 pediatrics가 obstetrics and gynecology와 가까워 질 수 있다. 또한 general surgery와 operative surgery사이에 들어있는 anaesthesiology영역도 마찬가지로 재배치하여야 한다.34)

둘째, 전문적으로 세분화되지 못하여 세분주제항목이 부족하다. 즉 NLMC는 대규모 도서관을 위하여 세분항목을 나열하지 않았으므로 Imperial Cancer Research Fund's Library의 대부분의 장서가 QZ 200-380에 몰려있다.

셋째, 새로운 주제에 대응할 수 있는 여지는 있으나 복합주제의 분류에 대해서는 고려하지 않았다.

넷째, 분류표는 어떤 주제에 대하여 선택적 위치를 제공 할 수 있어야 하는데 선택적 위치제공을 마련하지 않았다. 이는 대형도서관에 의해서 편찬되었기 때문에 적응성과 융통성이 적다.35)

이상에서 보는 바와 같이 NLMC는 일반분류표에 속해있는 의학류의 분류표보다 더 합리적인 의학 주제만의 분류를 위하여 고안 되었으나 많은 장점과 더불어 또한 많은 단점을 가지고 있다.

---

34) N. Whitsed. *Pratical Problems of Reclassifying a Medical School Library to NLM.* Catalogue & Index. vol. 66. 1982, pp. 6~8.

35) Susan Bury. National Library of Medicine Classification Compared With Bliss Class H. In: *Health Libraries Review*, (4) 1984. pp. 180~186.

또한 NLMC는 의학을 가르치는(teaching medicine) 관점에서 의학전문가들로 구성된 팀에 의해서 개발된 것으로 약학분야를 전공한 사람들은 이에 참여하지 못했다. 따라서 약학을 전공하는 입장에서는 불합리한 점이 많다.

첫째, 약물학(phannacology)은 약학(pharmacy)의 하위개념인데 현행 NLMC의 구성은 약학이 약물학의 아래에 pharmaceutics와 함께 전개되어 있다.

둘째, pharmacy의 분야에서 4개의 핵심영역인 medicinal and pharmaceutical chemistry, pharmacology, pharmacy administration, pharmacy practice 영역이 분산 배치되었다. 주된 문제는 pharmacy의 특별한 주제를 나타내는 저작들이 QV 701-835로부터 떨어져서 분류되어 있다. 예를 들면 오늘날 가장 주된 분야의 하나인 "clinical pharmacy"에 관한 저작들이 WB 330하에 분류되어 있다. 또한 pharmacy의 실제에 관한 저작들이 분리되어 있다. 즉 그들의 일부는 WX 179와 나머지는 QV 736에 분류되었다.36)

셋째, pharmacy에 대한 이상적 구성은 근접한 과학 즉 medicinal and pharmaceutical chemistry, pharmaceutics, pharmacy administration, pharmacy practice에 대한 적응성을 가져야 한다. 그러나 pharmacy는 pharmacology를 보조하는 것으로 구성되어 있다. 즉 NLMC의 구성은 기본영역의 pharmacy가 아니므로 적합지 않다.

넷째, pharmacy분야의 전문가들은 NLMC에 사용된 어휘들이 오늘날 이 분야를 나타내는 것이 아니라고 믿고 있다.37) 또한 pharmacy분야에 관한 education, schools and colleges, research에 관한 것은 pharmacy와 pharmaceutics 의 subclass인 QV718, QV719, QV720과 QV720.5대신에 QV18, QV19, QV20과 QV20.5인 pharmacology에

---

36) Abraham J. Haddad. Scope. In: Remington: *The science and practice of pharmacy*. Easton. Pa.: Mack Publishing Co. 1995.

37) Alma Adrover. Interview. Caguas, P. R.: Jannsen Pharmaceuticals. 1994.

대한 형식번호에 배정되어 있다.38)

다섯째, oncology는 문헌의 넓은 영역을 나타내며, NLMC는 그것의 다양한 다른 부분을 적절히 규정짓지 못한다. 그 주된 한계는 명확한 구분의 문제: 즉QZ 200에 neoplasms와 cysts가 같은 subdivision에 들어있고, QZ 202에는 etiology와 metastasis, regression과 invasiveness가 동시에 들어 있는 것은 부적합하다.

여섯째, 정신의학(psychiatry)은 NLMC에서 WM에 배정되어있는데 아래의 <표 3-12>는 WM psychiatry 분야의 요약 전개표이다.

<표 3-12> WM Psychiatry의 요약 전개표

```
174   Neurasthenia. Mental fatigue.
190   Personality disorders
193   Defense mechanisms
197   Psychomotor disorders
410   Shock. Insulin shock therapy.
450   Activity therapy
450.5 Special types, A-Z
      .A8   Art therapy
      .B5   Bibliotherapy
      .D2   Dance therapy
      .M8   Music therapy
      .O2   Occupational therapy
      .V5   Video therapy
460   Psychoanalysis. Psychoanalytic theory
```

상기 <표 3-12>에 나타난 바와 같이 psychiatry에 대한 NLMC의 분류는 다음과 같은 점에서 분류상의 어려움을 나타내고 있다.

첫째 분류표 전개에 있어서 일관성이 없다: 예를 들면 defense mechanisms(WM 193)은 psychoanalytic theory의 전체를 나타낸다.

---

38) Elsa M. Lopez-Mertz. The Adequacy of the Structure of the National Library of Medicine Classification Scheme for Organizing pharmacy literature. LRTS. v.4l, no.2, 1997. pp. 127~128.

그런데 defense mechanisms가 personality disorders(WM 190)와 psychomotor disorders(WM 197)의 사이에 위치하고 있으며, psycho-analytic theory(WM 460)와 너무 떨어져있다.

둘째로 시대에 뒤떨어진 용어를 사용하고 있다: 예를 들면, neurasthenia. mental fatigue(WM 174)와 insulin shock therapy(WM 410)는 현재 쓰이지 않는 용어이다.

셋째 어떤 주제에 대해서 배열이 부적절하다: activity therapy는 WM 450에 배정되어 있으나, 오늘날 상당히 중요한 분야로 여겨지고 있는 occupational therapy는 WM 450.5.O2의 subsection에 배정되었다.[39]

---

39) Sushila I. Fernando. The Classification of Library Materieals in Psychiatry at the Scaff Library, Porirua Psychiatric Hospital In: New Zealand Libraries. vol.44, no.6, 1984. pp. 109~110.

Ⅳ. 의학분야 문헌분류표의 새로운 전개

본 장에서는 제1장에서의 현대의학의 학문체계와 제2장의 의약학 분야 주요문헌분류법의 분석 결과를 토대로 하여 현대의 의약학체계에 부합되는 합리적인 새로운 문헌분류표를 전개하고자 한다.

A. 의학분야 분류표의 전개원칙과 방법

여기에서는 의학분야의 새로운 분류표의 전개를 위하여 제1장에서 밝힌 현대의학의 학문체계에 따라 다음과 같은 전개 원칙과 방법에 따라 전개한다.

첫째, '기초의학', '임상의학', '사회의학'으로 3대 구분하고, 이 순서대로 전개한다.

둘째, 이들 3대 구분 하에서는 제1장에서 밝힌 현대의학의 학문적 체계와 의학분야의 교과과정을 대비 분석하여 도출한 현대의학의 학문체계를 기본골격으로 하되, 임상의학의 경우는 의학총론, 내과계열, 의과계열, 기능적 계열의 순으로 전개한다.

셋째, 질병의 분류는 '국제질병분류법'[1]을 근간으로 하여 전개하

---

1) 국제질병분류법(International Classification of Diseases, ICD)는 세계보건기구에서 작성한 것으로서 1900년에 처음 작성할 때는 사망원인을 분류하기 위한 목적이었으나 1948년 개정시에 이환과 사고를 분류할 수 있도록 확대 개편되었다. 세계보건기구 헌장및 세계보건기구총회의 협약에 의하면 각 회원국은 통계의 작성과 공표시에 이 국제질병분류의 체계를 따르도록

며, **Diseases**(질병)은 한 항목으로 설정하여 내과계열의 종양학 다음에 배정하여 전개한다.

넷째, 총론, 이론, 역사, 연구방법, 타학문과의 관개 등 이른바 총류적 성격을 갖는 항목은 **ICC**(International Centesimal Classification)의 '내적형식구분'2)에 따른다. 그 이유는 ICC의 형식구분표는 DDC, LCC, UDC의 형식구분표를 각각 분석하고, 그들의 특성과 문제점올 분석하여 이를 바탕으로 새로이 편찬한 것으로, 현대의 문헌분류에 보다 적절하고 합리적인 형식구분표라고 판단되기 때문이다.

다섯째, 새로운 의학주제분류표의 전개를 위한 분류기호는 아라비아숫자 두 자리 수, 즉 백진식을 원칙으로 하되, 세분주제에 있어서 10구분 이내로 전개가 가능할 경우는 십진식 전개를 병용하고자한다. 그 이유는 의학의 경우 우선 최초로 전개될 강목(기본골격)의 수가 73개강목이고, 세목의 경우도 동일수준에서 50개 항목이 넘는 경우가 많기 때문에 십진식 전개로는 불가능하기 때문이다.

여섯째, 강목의 배열에 있어서는 장차 동일수준의 새로운 주제를 삽입할 수 있도록 적절한 위치에 빈자리기호(**Gap notation**)를 둔다.

일곱째, 세목의 배열에 있어서는 주제의 상 하위 계층이 있는 경우라도 분류번호로는 그 계층을 나타내지 않고, 다만 그 선후로만 구분한다. 그러나 분류담당자가 참고할 수 있도록 주제명의 표시에서만 그 계층을 나타내기 위해서 두 자리를 물려서 기입한다. 그 이유는 십진식 분류의 경우처럼 분류번호로써 계층을 나타내자면 세분될수록 분류번호만 길어질 뿐이고, 서가배열에 있어서는 동일주제 내에서 주제의 계층이 다를지라도 서가의 위치를 달리하는 것이 아니라 다만 배열의 선후만 다르기 때문이다.

의무화하고 있다. 가장 최근의 개정은 **1993**년 제**43**차 세계보전기구총회에서 제**10**차 **ICD**를 개정하였으며, 국제질병분류의 체계는 본분류와 기타분류로 되어있으며, 기타분류는 신생물의 형태학적 분류이다.(박종구. 현대역학, 연세대학교출판부. **1998**. p. 25)

2) 정필모. 국제백친분류법연구(02); 일반형식구분표의 전개. 한국문헌정보학회지. 제26집. 1994. pp. 27~28.

B. 의학분야의 새로운 전개표

전항에서 제시한, 분류원칙과 방법에 따라서 우선 의학분야의 강목과 그 세목을 제시하면 다음 <표 4-1>과 같다.

<표 4-1> 의학류의 새로운 전개표

<Preclinical sciences 기초의학>
00　General works of medicine 총류
01　Works of specific theory 특수이론
02　History of medicine 의사학
03　Biography of medical persons 의학전기
04　Bibliography of medicine 의학서지
05　Works of instruction(teaching methods) 의학교육
06　Research methods 연구방법
07　Relationships with other subjects or disciplines 관련학문분야
08　Data processing. Computer applications 자료처리, 컴퓨터응용
09
10
11　Anatomy 해부학
12　　Systemic anatomy 계통해부학
　.1　　　Cardiiovascular organ 심장혈관
　.2　　　Respiratory organs　호흡기관
　.3　　　Digestive tract organs 소화기관
　.4　　　Lymphatic and glandular organs 임파및선기관
　.5　　　Urogenital organs 비뇨생식기관
　.6　　　Musculoskeletal system integument 근골격계, 피부
　.7　　　Nervous system. Sense organs 신경계, 감각기관
13　　Regional or topographic anatomy 국소해부학
　.1　　　Head 머리
　.2　　　Face 얼굴
　.3　　　Neck 목
　.4　　　Thorax 흉곽
　.5　　　Abdomen 배
　.6　　　Perineum and pelvic region 회음과 골반
　.7　　　Upper extremities 상지
　.8　　　Lower Extremities 하지

14   Applied anatomy 응용해부학
  .1   Surgical Anatomy 의과해부학
  .2   Radiologic anatomy 방사선과해부학
15   Histology 조직학
  .1   Connective tissue 결합조직
  .2   Cartilaginous Tissue 연골조직
  .3   Osseous(Bone)Tissue 뼈조직
  .4   Blood and lymph elements 혈액 및 임파조직
  .5   Muscular tissue 근육조직
  .6   Epithelial tissue 상피조직
  .7   Nerve tissue 신경조직
  .8   Histology of Specific systems, organs, regions 특수기관의 조직학
16   Cytology 세포학
  .1   Pathology(Cytopathology) 병리학
  .2   Physiological genetics 생리유전
17   Embryology 발생학
  .1   Fertilization 수정
  .2   Fertilization in plants and microorgani는 식물과 유기물체의 수정
  .3   Early cell division 초기세포분열
18
19   Physiology 생리학
  .11   Blood and circulation 혈액순환
  .12   Blood 혈액
  .13   Blood chemistry 혈액화학
  .14   Blood vessels and vascular circulation 혈관과 혈관순환
  .15   Blood pressure 혈압
  .16   Heart 심장
  .17   Vasomotors 혈관운동
  .18   Respiration 호흡
  .19   Biophysics 생물리학
  .20   Biochemistry 생화학
  .21   Tissue(Internal)respiration 조직 호흡
  .22   Innervation of respiratory apparatus 호흡기의 신경지배
  .23   Digestion 소화
  .24   Mouth and esophagus 입과 식도
  .25   Stomach and gastric secretions 위와 분비물
  .26   Intestine and intestinal secretions 장과 장의 작용
  .27   Pancreas and pancreatic secretions 췌장과 췌장의 작용
  .28   Billary trtact 담도
  .29   Large intestine and defecation 대장과 배변

.30   Absorption 흡수
.31   Metabolism 대사
.32   Secretion, excretion, related functions 분비물, 배설관련기능
.33   Spleen 비장
.34   Lymph and lymphatics 림프와 림프관
.35   Thymus gland 가슴샘, 흉선
.36   Thyroid and parathyroid glands 갑상선과 부갑상선
.37   Adrenal glands 부신
.38   Excretion 배설
.39   Bone marrow and carotid, petuitary, pineal glands 골수와 경동맥, 하수체, 송과선
.40   Reproduction, development, maturation 생식, 발달, 성숙
.41   Male reproduction system 남성생식계
.42   Female reproductive system 여성생식계
.43   Pregnancy and childbirth 임신과 분만
.44   Physiology of embryo and fetus 배아와 태아의 생리
.45   Child development 아이발달
.46   Adult development and maturity 성인발달과 성숙
.47   Aging 노화
.48   Musculoskeletal system, integument 근골격계, 피부
.49   Muscles 근육
.50   Bones, joints, connective tissues 뼈, 관절, 관련조직
.51   Locomotion, exercise, rest 보행, 운동, 휴식
.52   Voice and speech 음성과 언어
.53   Integument skin 피부
.54   Nerves and ners fibers 신경과 신경섬유
.56   Brain 뇌
.57   Spinal cord 척수
.58   Eyes and vision 눈과 시력
.59   Ears and vision 귀와 청각
.60   Nose and smelling 코와 후각
.61   Tongue and tasting 혀와 미각
.62   Other sense organs and sensory functions 기타감각기관과 기능
.63   Autonomic nervous system 자율신경계
.64   Regional physiology 국소생리학

20

21   Pathology 병리학
.1   Histopathology 조직병리학
.2   Experimental pathology 실험병리학
.3   Pathophysiology 병태생리학, 병리생리학

22   Microbiology 미생물학
    .1   Bacteria 세균
    .2   Fungi 균류
    .3   Protozoa 원충류
    .4   Ultramicrobes 한외미생물
    .5   Rickettsiae 리켓치아
    .6   Viruses 바이러스
23   Immunology 면역학
    .1   Interferons 간섭인자
    .2   Antigens 항원
    .3   Immuneresponse 면역반응
    .4   Immunogenetics 면역유전학
    .5   T cells T세포
    .6   B cells B세포
    .7   Phagocytes and copmplement 식세포와 보체
24   Serology 혈청학
25
26 Biochemistry 생화학
    .1 Enzymes 효소
    .2 Fluids, inorganic constituents, pigments 유체, 무기성분, 색소
    .3 Biosynthesis 생합성
    .4 Organic compounds 유기화합물
    .5 Theoretical, Physical, analytical biochemistry 이론, 물리, 분석생화학
27 Pharmacology 약리학
    .11 Pharmacognosy 생약학
    .12 Pharmaceutics 약제학
    .13 Pharmacokinetics 약역학
    .14 Pharmacodynamics 약동학
    .15 Special effect and actions of drugs 약물의 특수효과와 작용
    .16   Side effect 부작용
    .17   Interactions 상호작용
    .18 Drugs affecting cardiovascular system 심장혈관계 관련약물
    .19   Heart stimulants 심장흥분제
    .20   Heart depressants 심기능억제제
    .21 Drugs affecting blood and blood-forming organs 혈액 관련약물
    .22 Drugs affecting respiratory system 호흡기계 관련약물
    .23 Drugs affecting digestive system and metabolism 소화기계 및 대사 관련약물
    .24   Emetics 토제
    .25   Cathartics(Lax atives, purgatives) 설사제(완하제, 하제)
    .26   Anthelmintics 구충제

.27　　　　Digestants 소화제
.28　　　　Demulcents 보호제
.29　　Drugs affecting metabolism 대사 관련약물
.30　　Drugs affecting lymphatic and glandular system 임파계 관련약물
.31　　　　Antipyretics(Febrifuges) 해열제
.32　　Drugs affecting urogenital system 비뇨생식기계 관련약물
.33　　　Drugs affecting urinary system 비뇨기계 관련약물
.34　　　Drugs affecting reproductive system 생식기계 관련약물
.35　　Drugs affecting musculoskeletal, integument 근골격계, 피부 관련약물
.36　　　Drugs affecting bones 뼈 관련약물
.37　　　Drugs affecting muscles 근육 관련약물
.38　　Drugs affecting integument 피부 관련약물
.39　　　Drugs affecting nails and hair 손, 발톱과 모발 관련약물
.40　　Drugs affecting nervous system 신경계 관련약물
.41　　　Anesthetics 마취제
.42　　　Sedative-hypnotic drugs 진정제－최면약
.43　　　Analgesics 진통제
.44　　　Antispasmodics(Anticonvulsants) 진경약
.45　　　Stimulants 흥분제
.46　　　Psychotropic drugs 심리성약물
.47　Pharmacotherapeutics 약치학
.48　　General therapeutic system 일반치료
.49　　　Allopathy 역증요법
.50　　　Homeopathy 동종요법
.51　　　Osteopathy 정골의학
.52　　　Chiropractic 척주지압법
.53　　　Naturopathy 자연요법
.54　　Pediatric and geriatric therapeutics 소아 및 노인치료
.55　　　Pediatric therapeutics 소아치료
.56　　　Geriatric therapeutics 노인치료
.57　　Drug therapy 약물치료
.58　Toxicology 독물학
.59　　Industrial toxicology 환경독물학
.60　　Prevention of poisoning 중독예방
.61　　Tests, analysis, detection of poisons and poisoning 독물의 실험, 분석, 검출
.62　　Treatment of poisoning 중독처리
.63　　Gaseous poisons 가스중독
.64　　Inorganic poisons 무기성독물
.65　　　Acids 산

.1   Diseases of nose, larynx, accessory organs 코 및 후두질병
.2   Diseases of larynx, glottis, vocalcords, epiglottis 후두, 성문, 성대, 후두개염질병
.3   Diseases of trachea and bronchi 기도와 기관지질병
.4   Diseases of lungs 폐질병
.5   Diseases of pleura 흉막질병
.6   Diseases of mediastinum 중격동질병
39   Cardiology 심장학, 순환기학
  .1   Angina pectoris 협심증
  .2   Coronary diseases 관상질환
  .3   Myocarditis 심근염
  .4   Valvular diseases 판상질환
  .5   Rheumatic heart diseases 류머티스성 심장질환
  .6   Arrhythmia 부정맥
  .7   Heart failure 심기능부전
40   Nephrology 신장학
  .1   Nephritis 신장염
  .2   Pyelitis(Pyelonephritis)and pyelocystitis   신우염과신우방광염
  .3   Renal failure 신장부전증
41   Rheumatology 교원병학
42   Hematology 혈액학
  .1   Diseases of erythrocytes 적혈구병
  .2   Anemia 빈혈
  .3   Polycythemia 다혈구혈증
  .4   Diseases of leukocytes 백혈구병
  .5   Reticulosis 세망증
  .6   Hemorrhagic diseases 출혈성질병
43   Oncology 종양학
  .11   Cardiovascular organs 심혈관기관
  .12   Pericardium 심막
  .13   Heart 심장
  .14   Arteries 동맥
  .15   Veins 정맥
  .16   Capillaries 모관
  .17   Respiratory organs 호흡기관
  .18   Nose and nasalaccessory sinuses 코, 부비동
  .19   Larynx 후두
  .20   Trachea and bronchi 기도와 기관지
  .21   Lungs 폐
  .22   Pleura 흉막
  .23   Diaphragm 횡경막

.24 Mediastinum 종격동
.25 Digestive tract organ 소화기관
.26 Mouth 입
.27 Pharynx, tonsils, esophagus 인두, 편도, 식도
.28 Stomach 위
.29 Intestine 장
.30 Rectum and anus 직장과 항문
.31 Biliary tract 담도
.32 Pancreas and islands of langerhans 췌장과 랑게르한스섬
.33 Peritoneum 복막
.34 Lymphatic and glandular organs 림프와 선
.35 Spleen 비장
.36 Lymphatic system 림프계
.37 Thymus gland 가슴샘, 흉선
.38 Thyroid and parathyroid glands 갑상선과 부갑상선
.39 Adrenal glands 부신
.40 Lymphatic glands 림프선
.41 Carotid, pituitary, pineal glands 경동맥, 뇌하수체성송과선
.42 Breasts 유방, 가슴
.43 Urogenital organs 뇨생식기관
.44 Kidneys and ureters 신장과 뇨관
.45 Bladder and urethra 방광과 요도
.46 Testicles, prostate, scrotum 고환 전립선, 음낭
.47 Penis 음경
.48 Ovaries and fallopian tubes 난소와 난관
.49 Uterus 자궁
.50 Vagina, hymen, vulva 질, 처녀막, 외음
.51 Musculoskeletal system, integument 근골격계, 피부
.52 Bones 뼈
.53 Articulations(Ligaments and joints) 관절
.54 Muscles 근육
.55 Connective tissue 결합조직
.56 Bursae, sheaths of tendons 점액낭(윤활주머니), 힘줄의초
.57 Integument 피부
.58 Hair and nails 머리카락과 손톱
.59 Nervous system sense organs 신경계, 감각기관
.60 Brain 뇌
.61 Spinal cord 척추
.62 Nerves and ganglia 신경과 신경절
.63 Eyes 눈

.64　　　Ears 귀
.65　　　Olfactory organs 후감각기관
.66　　　Gustatory organs 미각기관
.67　　　Tactile organ 촉각기관
.68　Regional and topographicasl anatomy
.69　　　Head 머리
.70　　　Face 얼굴
.71　　　Neck 목
.72　　　Thorax 흉곽
.73　　　Abdomen 배, 복부
.74　　　Perineum and pelvic region 회음과 골반부위
.75　　　Upper extremities 상지
.76　　　Lower extremities 하지
44　Diseases 질병
.11　Communicable diseases 감염성 및 기생충성 질환
.12　Nutrition disorders 영양질환
.13　Metabolic diseases 대사질환
.14　Immunological and collagen diseases. Hypersensitivity 면역질환과 교원병
.15　Diseases of cardiovascular system 심장혈관 질환, 순환기계 질환
.16　Diseases of respiratory system 호흡기계 질환
.17　Diseases of digestive system 소화기계 질환
.18　Diseases of hematic and lymphatic system 혈액 및 임파계 질환
.19　Diseases of integument system 피부 및 피하조직의 질환
.20　Diseases of urogenital system 비뇨생식기계의 질환
.21　Diseases of musculoskeletal system 근골격계 및 결합조직의 질환
.22　Nervous system 신경계 및 감각기의 질환
.23　Ear nose throat 귀, 코, 목
.24　Eye 눈
.25　Psychiatrics 정신장애
.26　Other diseases 선천성 이상, 증상 증후 및 불명확한 병태
.27　Neonatal diseases 신생아질병
.28　Diseases and injuries caused by physical agents 손상 및 중독
45
46　Diagnosis and treatment 진단, 치료
47
48　Dermatology 피부과학
.11　Papular eruptions 구진발진
.12　Pustular and vesicular eruptions 농포와 수포성발진
.13　　　Eczema 습진
.14　　　Shingles(Herpes Zoster) 대상포진

.15   Boils and carbuncles 절과옹(종창)
.16   Impetigo 농가진
.17   Psoriasis 건선
.18   Diseases of sebaceous glands 피지선
.19   Skin hyper trophies, scalp diseases, related disorders 피부과 영양 및 두피 관련 질병
.20   Skin hyper trophies 피부비대
.21   Skin ulcerations 피부궤양화
.22   Diseases of scalp, hair, hair follicles 모발소포
.23   Diseases of nails 손 발톱질병
.24   Pigmentary changes 색소변화
.25   Diseases of sweat glands 한선질병
.26   Parasitic skin diseases 기생충피부질환
.27   Chapping, chilblains, frostbite 피부균열, 동상, 동창
49
50
51   Pediatrics 소아과학
.1   Newborn infants(Neonates) 신생아
.2   Premature infants 조산아
.3   Full-tenn infants 정상아
.4   Special branches of medicine 특수분야
.5   Regional medicine, ophthalmology, otology, audiology 부분의학, 안과학, 이과, 청각학
.6   Gynecology 부인과학
.7   Specific diseases 특수질병
52   Neurology 신경과학
.11   Central nervous system 중추신경계
.12   Cerebrovascular diseases 뇌혈관성질병
.13   Meningeal diseases 경막질병
.14   Alzheimer's diseases 알츠하이머병
.15   Encephalitis 뇌수막염
.16   Parkinson's diseases(Paralysis agitans) 파킨슨씨병
.17   Multiple sclerosis 다발성 경화증
.18   Poliomyelitis 회백수염
.19   Cerebral palsy 뇌성마비
.20   Paraplegia 대마비
.21   Locomotor ataxia(Tabes dorsalis) 운동실조증(소모증척수로)
.22   Peripheral nerves 말초신경
.23   Autonomic nervous system 자율신경계
.24   Sense organs, 감각기관

53 Psychiatry 정신의학
 .1 Clinical psychiatry 임상정신의학
 .2 Biological psychiatry 생물정신의학
 .3 Psychopathology 정신병리학
 .4 Social psychiatry 사회정신의학
 .5 Psychosomatic medicine 정신신체의학
 .6 Behavioral science 행동과학
54 Surgery 의과학
 .1 Surgical anatomy 외과해부학
 .2 Physiology 생리학
 .3 Antisepsis. sterilization. asepsis 방부, 불임법, 무균법
 .4 Surgical diseases 외과적 질병
 .5 Surgical examination. surgical diagnosis. exploratory surgery 외과적 진단, 진사수술
 .6 Surgical pathology 외과적 병리학
 .7 Surgical shock 외과적 쇼크
55 Neurosurgery 신경외과학
 .1   Brain 뇌
 .2   Spinal cord 척수
 .3   Nerves 신경
56 Thoracic surgery 흉부외과학
 .1   Lungs 폐
 .2   Pleura 흉막
 .3   Bronchi 기관지
 .4   Mediastinum 종격
 .5   Thymus gland 흉선
 .6   Diaphragm 횡격막
 .7   Esophagus. 식도
 .8   Breast 유방
57 Orthopedic surgery 정형외과학
 .1 Bones 뼈
 .2 Joints 관절
 .3 Muscles 근육
 .4 Tendons 힘줄
 .5 Bursae 점액낭
 .6 Integument 표피, 외피
58 Plastic surgery 성형외과학
 .1 Skin transplantation, tube grafts 피부이식술, 관상이식편
 .2 Prosthesis in plastic surgery 인공삽입물
59 Emergency medicine 응급의학

60   Urology 비뇨기과학
.11   Diseases of kidneys and ureters 신장과 뇨관질병
.12   Nephritis 신장염
.13   Pyelitis(Pyelonephritis) and pyelocystitis 신우염, 신우방광염
.14   Renal failure 신부전증
.15   Diseases of bladder and urethra 방광과 요도질병
.16   Kidney stones(Urinary calculi) 신장결석(요도결석)
.17   Cystitis 방광염
.18   Urethritis 요도염
.19   Urinary manifestations 요도증후
.20   Pyuria 농뇨증
.21   Uremia 요독증
.22   Diseases of male urethra 남성요도질병
.23   Diseases of genital system 생식기질병
.24   Diseases of penis 음경질병
.25   Diseases of scrotum 음낭질병
.26   Diseases of testicles and accessory organs 고환과 부속기질병
.27   Sexual disorders 성장애
.28   Impotence and fertility 음위와 불임증
.29   Therapy 치료
.30   Male climacteric disorders 남성갱년기장애
.31   Hermaphroditism 반음양자증
61   Otorhinolaryngology 이비인후과학
.11   Ear 귀
.12   Diseases of external ears 외이질병
.13   Diseases of auricles 이개병
.14   Diseases of auditory canals 이도질병
.15   Diseases of middle ears 중이질병
.16   Diseases of ossicles 이소골
.17   Diseases of tympanic membranes 고막
.18   Diseases of eustachian tubes(auditory tubes) 유스타키오관 질병
.19   Diseases of mastoid processes 유양돌기질병
.20   Diseases of internal ears and of aural nervous system 내이와 이신경계
.21   Diseases of internal ears 내이질병
.22   Diseases of aural nervous system 이신경계질병
.23   Correction of impaired hearing 손상된 청각교정
.24   Nose and paranasal sinuses 코, 부비동
.25   Pharyngeal Region 인후영역
.26   Larynx 목
62   Ophthalmology 안과학

.11   Pathology and surgery of eyes 병리학과 눈수술
.12   Loss of function 기능상실
.13   Injuries and wounds 의상
.14   Diseases of corneas and scleras 각막과 공막질병
.15   Diseases of uveas 홍체질병
.16   Diseases of optic nerves, of retinas 시신경망막질병
.17   Diseases of optic nerves 시신경질병
.18   Diseases of retinas 망막질변
.19   Diseases of eyeballs 안구질병
.20   Glaucoma 녹내장
.21   Diseases of crystalline lenses 수정체질병
.22   Diseases of vitreous bodies 초자체질병
.23   Disorders of refraction and accommodation, color blindness 굴절, 색약 질병
.24   Optical work 광학작업
.25   Eyeglasses 안경
.26   Contact lenses 콘택트렌즈
.27   Intraocular lenses 안내의 렌즈
.28   Disorders of refraction and accommodation 굴절과 조절질병
.29   Aniseikonia 부등상증
.30   Color blindness 색맹
.31   Diseases of ocular muscles and lacrimal apparatus 눈근육과 누액
.32   Diseases of ocular neuromuscular mechanism 안신경근기전질병
.33   Diseases of lacrimal apparatus 누액기관질병
.34   Diseases of eyelids and conjuctivas 눈꺼풀질병
.35   Diseases of eyelids
.36   Trachoma 트라코마
.37   Conjuctivitis 결막염
.38   Diseases of orbits 안와질병
.39   Prosthetic ophthalmology 인공눈보철
63   Obstetrics & Gynecology 산부인과학
.11   Gynecology 부인과학
.12   Diseases of ovaries 난소질병
.13   Diseases of Fallopian tubes(oviducts) 난관질병
.14   Diseases of perimetrium (periuterine diseases) 자궁외막의 질병
.15   Diseases of Uterus 자궁의 질병
.16   Diseases of vagina 질의 질병
.17   Diseases of vulva 외음의 질병
.18   Functional and systemic disorders 기능과 계통장애
.19   Diseases of breast 유방의 질병
.20   Obstetrics 산과학

.1   Chemical therapy 화학적 요법
.2   Physical therapy 물리적 요법
.3   Psychological therapy 심리적 요법
.4   Surgical therapy 수술적 요법
67   Clinical pathology 임상병리학
 .1   Clinical chemistry 임상화학
 .2   Diagnostic hematology 진단혈액학
 .3   Clinical microbiology 임상미생물학
 .4   Immunohematology 면역혈액학, Transfusion medicine 수혈의학
 .5   Diagnostic immunology 진단면역학
 .6   Diagnostic genetics 진단유전학
 .7   Laboratory informatics 검사정보학
68   Family medicine 가정의학
 .1   Health and Diseases 건강과 질병
 .2   Medical delivery system 의료전달체계
 .3   Medical Education 의학교육
69   Geriatrics 노인의학
70
71
72
73   Nursing 간호학
 .11   Introduction 간호학개론
 .12   Basic nursing 기본간호학
 .13   Adult health nursing 성인간호학
 .14   Geriatric nursing 노인간호학
 .15   Child care nursing 아동간호학
 .16   Maternity nursing 모성간호학
 .17   Community nursing 지역사회간호학
 .18   Psychiatric nursing 정신간호학
 .19   Nursing administration 간호행정
 .20   Nursing research 간호연구
 .21   Health assessment 건강사정
 .22   Public health Education 보건교육
 .23   Juvenile nursing 청소년간호학
 .24   Industrial public health nursing 산업보건간호학
74
75   Dentistry 치과학
 .11   Introduction 치과학개론
 .12   Oral and maxillofacial anatomy 구강-악안면해부학
 .13   Dental histology 구강조직학

.14 Oral patholopgy 구강병리학
.15 Oral medicine 구강내과학
.16 Operative dentistry, restorative dentistry 치과보존학
.17 Periodontology 치주병학
.18 Orthodontics 치과교정학
.19 Oral and maxillofacial infection 구강감염학
.20 Oral and maxillofacial traumatology 구강악안면외상학
.21 Oral and maxillofacial tumors 구강종양학
.22 Maxillofacial deformity 악안면기형학
.23 Temporomandibular joint disorders 악관절질환
.24 Prosthodontics 치과보철학
.25 Preventive dentistry 구강보건학
.26 Dental implantology 인공치아매식학
76
77 Veterinary medicine 수의학
78
79
80

<Social medicine 사회의학>
81 Forensic medicine 법의학
  .1 Forensic pathology 법의병리학
  .2 Forensis serology 법의혈청학
  .3 Clinicomedical jurisprudence 임상법의학
82 Sanitary science 공중위생학
83 Hygiene 위생학
84 Biostatistics 보.건통계학
85 Preventive medicine 예방의학
86 Public health 공중보건학
  .11 Health promotion 건강증진
  .12 Mental health 정신보건
  .13 Health education 보건교육
  .14 School health 학교보건
  .15 Health professions 보건전문
  .16 Community health 지역사회보건
  .17 Mother and child health 모자보건
  .18 Adult health 성인보건
  .19 Population & family planning 인구 및 가족계획
  .20 Nutrition 영양
  .21 Injury and violence 사고, 폭력

.22   Substance abuse 약물남용

.23   Ethics 윤리학

.24   Health economics 보건경제학

87   Epidemiology 역학

88   Environmental health & industrial health 환경보건, 산업보건

89   Health care management 보건관리

V. 약학분야 문헌분류표의 새로운 전개

A. 약학분야분류표의 전개원칙과 방법

약학은 현대약학의 학문체계에 따라 첫째, 기초약학분야, 제약학분야, 의료약학분야, 사회약학분야로 4대 구분하고, 이와 같은 순서대로 전개한다.

둘째, 이들 4대 구분 하에서는 제Ⅱ장에서 밝힌 현대약학의 학문체계와 약학분야의 교과과정을 대비 분석하여 도출한 현대약학의 학문체계를 기본골격으로 하여 현대약학분야에서 일반화되어있는 배열순서에 따라 전개한다.

셋째, 총론, 이론, 역사, 연구방법, 타학문과의 관계 등 이른바 총류적 성격을 갖는 항목은 전항의 의학의 경우와 같이 ICC의 내적 형식구분표1)에 따라 배열한다. 그 이유는 제4장 의학분야의 전개에 있어서와 동일하다.

넷째, 새로운 약학주제분류표의 전개를 위한 분류기호는 아라비아 숫자 두 자리 수, 즉 백진식을 원칙으로 하되, 세분주제에 있어서 10구분 이내로 전개가 가능할 경우는 십진식 전개를 병용하고자 한다.

다섯째, 새로운 약학주재분류표의 전개를 위한 분류기호는 아라비아숫자 두 자리 수 즉 백진식을 원칙으로 하되 세분주제에 있어서 10구분이내로 전개가 가능할 경우는 십진식 전개를 병용하고자한다.

---

1) 정필모. Op. cit. pp. 27~28.

그 이유는 약학의 경우 우선 최초로 전개될 강목(기본골격)의 수가 41개 강목이고, 세목의 경우도 동일수준에서 10개 항목이 넘는 경우가 많기 때문에 십진식 전개로는 불가능하기 때문이다.

여섯째, 강목의 배열에 있어서는 장차 동일수준의 새로운 주제를 삽입할 수 있도록 적절한 위치에 빈자리기호(Gap notation)를 둔다.

일곱째 세목의 배열에 있어서는 주제의 상 하위 계층이 있는 경우라도 분류번호로는 그 계층을 나타내지 않고, 다만 그 선후로만 구분한다. 그러나 분류담당자가 참고할 수 있도록 주제명의 표시에서만 그 계층을 나타내기 위해서 두 자리를 물려서 기입한다. 그 이유는 십진식 분류의 경우처럼 분류번호로써 계층을 나타내자면 세분될수록 분류번호만 길어질 뿐이고, 서가배열에 있어서는 동일주제 내에서 주제의 계층이 다를지라도 서가의 위치를 달리하는 것이 아니라 다만 배열의 선후만 다르기 때문이다.

B. 약학분야의 새로운 전개표

전항에서 제시한 분류원칙과 방법에 따라서 약학분야의 강목(기본골격)에 따라 그 세분항목을 제시하면 다음 <표 5-1>과 같다.

<표 5-1> 약학류의 새로운 전개표

<기초약학>
00 General works of pharmacy 총류
01 Works of specific theory 특수이론
02 History of pharmacy 약학사
03 Biography of pharmaceutical persons 약학전기
04 Bibliography of pharmacy 약학서지
05 Works of instruction(teaching methods) 약학교육
06 Research methods 연구방법

07　Relationships with other subjects or disciplines 관련학문분야
08　Dataprocessing. Computer applications 자료처리, 컴퓨터응용
09
10
11　Physics 물리학
　.11　Classical mechanics Solid mechanics 고전역학, 고체역학
　.12　　Dynamics, statics, mass and gravity, particle mechanics 동역학, 정역학, 질량과 중력, 입자역학
　.13　　Solid statics 고체정역학
　.14　　Solid dynamics 고체동역학
　.15　　Friction and viscosity of solids 고체의 마찰과 점도
　.16　　Mass and gravity of solids; projectiles 고체의 질량과 중력포물체
　.17　　Energy 에너지
　.18　Fluid mechanics Liquid mechanics 유체역학, 액체역학
　.19　Mass, density, specic gravity of liquids 액체의 질량, 밀도, 비중
　.20　Hydrodynamics 유체역학
　.21　Pneumatics 기체역학
　.22　　Statics; Mass, density, specic gravity 정역학질량, 밀도, 비중
　.23　　Dynamics 동역학
　.24　　Aeromechanics 공기역학
　.25　　Kinetic theory of gases 기체의 동역학이론
　.26　Sound and related vibration 소리진동 및 관련 진동
　.27　　Generation of sound 소리의 발생
　.28　　Transmission of sound 소리의 전파
　.29　　Characteristics of sound 소리의 특성
　.30　　Vibrations related to sound 소리와 관련된 진동
　.31　Light and paraphotic phenomena 광학
　.32　　Theories 이론
　.33　　Physical optics 물리광학
　.34　　Transmission, absorption, emission of light 빛의 투과, 흡수, 방출
　.35　　Dispersion of light 빛의 분산
　.36　　Beams 광속
　.37　　Color 색
　.38　　Special developments 특별내용
　.39　Heat 열
　.40　　Theories 이론
　.41　　Heat transfer 열전달
　.42　　Radiation 복사선
　.43　　Effects of heat on matter 물질에서의 열효과
　.44　　Temperature 온도

.45   Specic heat 특수열
.46   Thermodynamics 열역학
.47   Electricity and electronics 전기와 전자학
.48   Theories 이론
.49   Electrostatics 정전기
.50   Electronics 전자학
.51   Electrodynamics and thermoelectricity 전류와 열전기
.52   Magnetism 자성학
.53   Magnetic properties and phenomena 자기특성과 자기현상
.54   Magnetic substances and their characteristic phenomena 자성물질과 이
           들의 특징현상
.55   Magnetohydrodynamics 자기유체역학
.56   Geomagnetism and related phenomena 지자기와 관련현상
.57   Modern physics 현대물리
.58   Structure of matter 물질의 구조
.59   Radiation 복사에너지
.60   Molecular physics 분자물리학
.61   Atomic and nuclear physics 원자 및 핵물리학
12   Physical chemistry 물리화학
 .1   Surface chemistry 계면화학
 .2   Solution chemistry 용액화학
 .3   Photochemistry 광화학
 .4   Thermochemistry and thermodynamics 열화학과 열역학
 .5   Electrochemistry and magnetochemistry 전기화학과 지기화학
 .6   Radiochemistry 방사화학
 .7   Chemical reactions 화학반응
13   Organic chemistry 유기화학
 .1   Physical and theoretical chemistry 물리화학과 이론화학
 .2   Synthesis and miscellaneous reactions 합성반응
 .3   Analytical chemistry 분석화학
 .4   Aliphatic compounds 지방족화합물
 .5   Cyclic compounds 고리화합물
 .6   Aromatic compounds 방향족화합물
 .7   Macromolecular and related compounds 고분자화합물
 .8   Other organic substances 기타유기화합물
14   Biochemistry 생화학
 .11   General topics of biochemistry 생화학 일반주제
 .12   Molecular structure 분자구조
 .13   Analytical biochemistry 분석생화학
 .14   Biochemical evolution 생화학적 진화

.15   Nutritional requirements 영양요구량
.16   Metabolism 대사
.17   Animal metabolism 동물대사
.18   Energy metabolism 에너지대사
.19   Reaction kinetics 반응속도론
.20   Biosynthesis 동화작용
.21   Photosynthesis 광합성
.22   Cell respiration 세포호흡작용
.23   Catabolism 이화작용
.24   Fermentation 발효
.25   Miscellaneous chemicals 화학약품
.26   Bioinorganic chemistry 생무기화학
.27   Bioinorganic chermistry of metals other than calcium, iron, copper 칼슘, 철, 구리이외 금속의 생무기 화학
.28   Oxygen 산소
.29   Nitrogen 질소
.30   Other nonmetallic elements and their compounds in biochemistry 다른 비금속원소와 생화학적 화합물
.31   Carbohydrates 탄수화물
.32   Lipids 지질
.33   Vitamins 비타민
.34   Pigments 색소
.35   Proteins 단백질
.36   Components of proteins 단백질의 성분
.37   Simple proteins 간단한 단백질
.38   Structural proteins 단백질의 구조
.39   Conjugated proteins 복합단백질
.40   Carrier proteins 운반단백질
.41   Enzymes 효소
.42   Classes of enzymes named accordinf to specic kind of reaction they catalyze 촉매작용을 하는 특정반응에 따라 명명된 효소류
.43   Biochemical genetics 유전생화학
.44   Metabolism 대사 작용
.45   Nucleotids 뉴클레오티드
.46   DNA DNA
.47   Chromsomes 염색체
.48   RNA RNA
15   Biology 생물학
 .1   Physiology and related subjects 생리학관련주제
 .2   Biochemistry 생화학

.3 Specific physiological systems in animals, regional histology and physiology 국소조직학과 생리학의 특수체계

.4 Specific parts of and physiological systems in plants 식물의 생리학특수체계

.5 Genetics and evolution 유전학과 진화

.6 Ecology 생태학

.7 Natural history of organisms and related subjects 유기체발육과정

.8 Microorganisms, fungi, algae 미생물, 균류, 조류

16 Microbiology 미생물학

.1 Specific topics in natural history of microorganisms, fungi algae 미생물, 균류, 조류

.2 Viruses and subviral organisms 비루스, 하부비루스유기체

.3 Prokaryotes(Bacteria) 박테리아

.4 Protozoa 원충류

.5 Fungi Eumycophyta(True fungi) 균류

.6 Mushrooms 버섯

.7 Lichens 라이켄스

.8 Algae 조류

17 Pharmaceutical physical chemistry 약품물리화학

18 Pharmaceutical chemistry 약화학

19 Analytical chemistry 분석화학

.1 Physical and theoretical chemistry 물리적 이론화학

.2 Synthesis and miscellaneous reactions 합성과 반응

.3 Analytical chemistry 분석화학

.4 Aliphatic compounds 지방화합물

.5 Cyclic compounds 고리화합물

.6 Aromatic compounds 방향족화합물

.7 Macromolecules and related compounds 거대분자와 관련화합물

.8 Other organic substances 다른 유기물질

20 Pharmacognosy 생약학

<저약학>

21 Pharmacology 약물학

.11 Experimental pharmacology 실험약물학

.12 Experimental therapeutics 실험치료학

.13 Pharmacodynamics 약물작용학

.14 Pharmacokinetics 약물동력학

.15   Special effect and actions of drugs 약물의 특수효과와 작용

.16   Side effect 부작용

.17   Interactions 상호작용

.18   Drugs affecting cardiovascular system 심장혈관계관련약물

.19   Heart stimulants 심장흥분제
.20   Herart depressants 심기능억제제
.21   Drugs affecting blood and blood-forming organs 혈액관련약물
.22   Drugs affecting respiratory system 호흡기계관련약물
.23   Drugs affecting digestive system and metabolism 소화기계 및 대사관련약물
.24   Emetics 토제
.25   Cathartics(Lax atives, purgatives) 설사제(완하제, 하제)
.26   Anthelmintics 구충제
.27   Digestants 소화제
.28   Demulcents 보호제
.29   Drugs affecting metabolism 대사관련약물
.30   Drugs effecting lymphatic and glandular system 임파계관련약물
.31   Antipyretics(Febrifuges) 해열제
.32   Drugs affecting urogenital system 비뇨생식기계관련약물
.33   Drugs affecting urinary system 비뇨기계관련약물
.34   Drugs affecting reproductive system 생식기계관련약물
.35   Drugs affecting musculoskeletal, integument 근골격계, 피부관련약물
.36   Drugs affecting bones 뼈 관련약물
.37   Drugs affecting muscles 근육관련약물
.38   Drugs affecting integument 피부관련약물
.39   Drugs affecting nails and hair 손, 발톱과 모발관련약물
.40   Drugs affecting nervous system 신경계관련약물
.41   Anesthetics 마취제
.42   Sedative-hypnotic drugs 진정제-최면약
.43   Analgesics 진통제
.44   Antispasmodics(Anticonvulsants) 진경약
.45   Stimulants 흥분제
.46   Psychotropic drugs 심리성약물
.47 Comparative pharmacology 비교약물학
.48 Pharmacogenetics 약물유전학
.49 Molecular pharmacology 분자약물학
.50 Clinical pharmacology 임상약물학
.51 Toxicology 독물학
.52   Industrial toxicology 환경독물학
.53   Prevention of poisoning 중독예방
.54   Tests, analysis, detection of poisons and poisoning 독물의 실험, 분석, 검출
.55   Treatment of poisoning 중독처리
.56   Gaseous poisons 가스중독
.57   Inorganic. poisons 무기성독물
.58   Acids 산

.59   Alkalis 알칼리
.60   Specic inorganic poisons 특수무기성독물
.61 Animal poisons 동물독물
.62   Venoms 독액
.63   Poisonous food animals 식중독동물
.64 Organic poisons 유기성독물
.65   Synthetic and manufactured poisons 합성독물
.66   Plant and microorganism poisons, poisons derived from plants and microorganisms 식물 및 미생물독
.67   Food poisons 식중독
22 Pharmaceutics 약제학
  .1 Preparation 조제
  .2 Compounding 합성
  .3 Dispensing 투약
23 Industrial pharmacy 제조공학
24 Manufacturing pharmacy 제제학
25 Pharmaceutical Chemistry 약품화학
26 Synthetical Chemistry 합성화학
27 Zymology 발효학
28 Herbalogy 본초학
29 Bilogical pharmacetical engineering 생물약품공학
30

<의료약학>
31 Physiology 생리학
  .11 Blood and circulation 혈액순환
  .12   Blood 혈액
  .13   Blood chemistry 혈액화학
  .14   Blood vessels and vascular circulation 혈관과 혈관순환
  .15   Blood pressure 혈압
  .16   Heart 심장
  .17   Vasomotors 혈관운동
  .18 Respiration 호흡
  .19   Biophysics 생물리학
  .20   Biochemistry 생화학
  .21   Tissue(Internal)respiration 조직호흡
  .22   Innervation of respiratory apparatus 호흡기의 신경지배
  .23 Digestion 소화
  .24   Mouth and esophagus 입과 식도
  .25   Stomach and gastric secretions 위와 분비물

.26   Intestine and intestinal secretions 장과 장의 작용
.27   Pancreas and pancreatic secretions 췌장과 췌장의 작용
.28   Biliary trtact 담도
.29   Large intestine and defecation 대장과 배변
.30   Absorption 흡수
.31   Metabolism 대사
.32   Secretion excretion, related functions 분비물, 배설관련기능
.33   Spleen 비장
.34   Lymph and lymphatics 림프와 림프관
.35   Thymus gland 가슴샘, 흉선
.36   Thyroid and parathyroid glands 갑상선과 부갑상선
.37   Adrenal glands 부신
.38   Excretion 배설
.39   Bone marrow and carotid, pituitary, pineal glands 골수와 경동맥, 하수체, 송과선
.40   Reproduction, development, maturation 생식, 발달, 성숙
.41   Male reproduction system 남성생식계
.42   Female reproductive system 여성생식계
.43   Pregnancy and childbirth 임신과 분만
.44   Physiology of embryo and fetus 배아와 태아의 생리
.45   Child development 아이발달
.46   Adult development and maturity 성인발달과 성숙
.47   Aging 노화
.48   Musculoskeletal system, integument 근골격계, 피부
.49   Muscles 근육
.50   Bones, joints, connective tissues 뼈, 관절, 관련조직
.51   Locomotion, exercise, rest 보행, 운동, 휴식
.52   Voice and speech 음성과 언어
.53   Integument skin 피부
.54   Nervous functions sensory functions 신경기능, 감각기능
.55   Nerves and nerve fibers 신경과 신경섬유
.56   Brain 뇌
.57   Spinal cord 척수
.58   Eyes and vision 눈과 시력
.59   Ears and vision 귀와 청각
.60   Nose and smelling 코와 후각
.61   Tongue and tasting 혀와 미각
.62   Other sense organs and sensory functions 기타감각기관과 기능
.63   Autonomic nervous system 자율신경계
.64   Regional physiology 국소생리학

32 Pharmacology 약리학
.11 Drugs 약품
.12 Pharmacopoeias 약전
.13 Formularies 처방집
.14 Posology 약량학
.15 Drug preservation technique 약품보존방법
.16 Inorganic drugs 무기성약품
.17 Organic drugs 유기성약품
.18 Synthetic (hugs 합성약품
.19 Drugs derived from plants and microorganisms 식물및 미생물추출약품
.20 Fish-liver oils 생선간유
.21 Enzymes 효소
.22 Drugs of animal origin 동물추출약품
.23 Serums and immunological drugs 혈청과 면역약품
.24 Human blood products and their substitutes 혈액
.25 Practical pharmacy 실용약학
.26 Therapeutics 치료학
.27 General therapeutic system 일반치료
.28 Allopathy 역증요법
.29 Homeopathy 동종요법
.30 Osteopathy 정골의학
.31 Chiropractic 척주지압법
.32 Naturopathy 자연요법
.33 Pediatric and geriatric therapeutics 소아 및 노인치료
.34 Pediatric therapeutics 소아치료
.35 Geriatric therapeutics 노인치료
.36 Drug therapy 약물치료
.37 Methods of administering medication 투약방법
.38 Pharmacody namics 약동학
.39 Special effect and actions of drugs 약물의 특수효과와 작용
.40 Side effect 부작용
.41 Interactions 상호작용
.42 Drugs affecting cardiovascular system 심장혈관계관련약물
.43 Heart stimulants 심장흥분제
.44 Heart depressants 심기능억제제
.45 Drugs affecting blood and blood-forming organs 혈액관련약물
.46 Drugs affecting respiratory system 호흡기계관련약물
.47 Drugs affecting digestive system and metabolism 소화기계 및 대사관련 약물
.48 Emetics 토제
.49 Cathartics(Lax atives, purgatives) 설사제(완하제, 하제)

.50   Anthelmintics 구충제
.51   Digestants 소화제
.52   Demulcents 보호제
.53   Drugs affecting metabolism 대사관련약물
.54   Drugs affecting lymphatic and glandular system 임파계관련약물
.55   Antipyretics(Febrifuges) 해열제
.56   Drugs affecting urogenital system 비뇨생식기계관련약물
.57   Drugs affecting urinary system 비뇨기계관련약물
.58   Drugs affecting reproductive system 생식기계관련약물
.59   Drugs affecting musculoskeletal, integument 근골격계, 피부관련 약물
.60   Drugs affecting bones 뼈 관련약물
.61   Drugs affecting muscles 근육 관련약물
.62   Drugs affecting integument 피부관련약물
.63   Drugs affecting nails and hair 손, 발톱과 모발관련약물
.64   Drugs affecting nervous system 신경계 관련약물
.65   Anesthetics 마취제
.66   Sedative-hypnotic drugs 진정제-최면약
.67   Analgesics 진통제
.68   Antispasmodics(Anticonvulsants) 진경약
.69   Stimulants 흥분제
.70   Psychotropic drugs 심리성약물
.71   Pharmacotherapeutics 약치학
.72   General therapeutic system 일반치료
.73   Allopathy 역증요법
.74   Homeopathy 동종요법
.75   Osteopathy 정골의학
.76   Chiropractic 척주지압법
.77   Naturopathy 자연요법
.78   Pediatric and geriatric therapeutics 소아 및 노인치료
.79   Pediatric therapeutics 소아치료
.80   Geriatric therapeutics 노인치료
.81   Drug therapy 약물치료
33   Medicinal value 약효학
34   Pharmaceutics 조제학
35   Clinical analytical chemistry 임상분석화학
36   Toxicology 독성학
.11   Industrial toxicology 환경독물학
.12   Prevention of poisoning 중독예방
.13   Tests, analysis, detection of poisons and poisoning 독물의 실험, 분석, 검출
.14   Treatment of poisoning 중독처리

.15   Gaseous poisons 가스중독
.16   Inorganic poisons 무기성독물
.17   Acids 산
.18   Alkalis 알칼리
.19   Specic inorganic poisons 특수무기성독물
.20   Animal poisons 동물독물
.21   Venoms 독액
.22   Poisonous food animals 식중독동물
.23   Organic poisons 유기성독물
.24.   Synthetic and manufactured Poisons 합성독물
.25   Plant and microorganism poisons, poisons derived from plants and microorganisms 식물 및 미생물독
.26   Food poisons 식중독

37 Clinical pharmacy 임상약학
38 Endocrinological chemistry 내분비화학
39 Pathology 병리학
  .1 Histopathology 조직병리학
  .2 Experimental pathology 실험병리학
  .3 Pathophysiology 병태생리학, 병리생리학
40

<사회약학>
41 Public hygiene 공중위생학
42 Hygiene chemistry 위생화학
43 Environmenntal pharmacy 환경위생화학
44 Immunotherapy 면역치료
  .1 Vaccines, bacterins, serobacterins 왁진, 박테린, 세로박테린
  .2 Toxins and toxoids 독소 및 유독소
  .3 Antitoxins, toxin-antitoxins, convalescent serums 항독소, 회복기혈청
45 Environmental toxicology 환경독성학
46 Legal pharmacy 법약학
47 Food hygiene 식품위생학
48 Agricultural Hygiene 농약학
49 Food engineering 식품공학
50 Drug delivery system 의약전달체계
51 Hospital pharmacy 병원약국학

結　論

이상에서 분석 연구된 내용을 요약하면 다음과 같다.

1) 제1장에서 의학의 영역과학문체계를 고찰하고, 의학분야의 교과과정을 분석한바, 의학은 주로 자연과학을 토대로 한 학문으로서, 인문과학, 사회학, 경제학, 행동과학 등과 많은 상호 연관성을 갖는 광범한 학문으로서 그 영역은 크게 기초의학, 임상의학, 사회의학으로 구분되고, 또한 이들 중에서 임상의학은 내과계열, 의과계열, 기능계열로 구분되고 있다.

2) 제2장에서 약학의 영역과학문체계를 고찰하고, 약학분야의 교과과정을 분석한바 약학역시 주로 자연과학을 토대로 한 광범한 학문으로서, 그 영역은 크게 기초약학분야, 제약학분야, 의료약학분야, 사회약학분야로 구분되고 있다

3) 제3장에서 의학 및 약학분야의 주요 문헌분류법을 분석한바 의학이나 약학이 모두 대단히 광범한 학문분야임에도 불구하고 다음과 같은 문재점이 있다; 첫째 DDC는 의학분야가 하나의 주류가 아니라 하나의 강(610)에 배정되어 있고, 더구나 약학분야는 하나의 목(615)에 배정되어 있으며, 강목의 배열에 있어서도 현대의 학문체개에 부합되지 않는다. 둘째로 LCC는 의학이 하나의 주류(R)에 배정되어있으나 약학분야는 약리학(RM pharmacology)의 하위에 있는 하나의 강(RS pharmacy)에 배정되어있고, 강 이하의 전개도 현대의 학문체계에 부합되지 않는다. 셋째로 의약학분야의 전문분류법인 NLMC도 LCC의 의약학분야 분류법을 개선한 것이기는 하나, 특히 약학분야의 분류전개는 개선되지 못했고, 역시 현대의학이나 현대약

학의 학문체계에는 부합되지 않는다.

4) 제4장에서는 현대의학의 학문체계와 의학분야의 교과과정을 분석한 결과에 따라 현대의학을 기초의학, 임상의학, 사회의학으로 구분하고, 이 세 가지 분야는 다시 의학분야의 일반적 관행에 따라 세분 전개하였으며, 특히 임상의학의 경우는 내과계열, 외과계열, 기능적 계열의 순으로 전개한 바 그 결과는 제4장의 B항에서 전개된 바와 같다.

5) 또한 제5장에서 현대약학의 학문체계와 약학분야의 교과과정을 분석한 결과에 따라 현대약학을 기초약학분야, 제약학분야, 의료약학분야, 사회약학분야로 4대 구분하고, 이 네 가지 분야는 다시 약학분야의 일반적인 관행에 따라 세분 전개한 바 그 결과는 제5장의 B항에서 전개된 바와 같다.

6) 제4장에서 전개된 의학분야의 분류표와 제5장에서 전개된 약학분야의 분류표는 각각 현대의학과 현대약학의 학문적 체계에 따라 제1차적으로 아라비아숫자를 사용하여 백진식을 전개하고, 제2차적으로는 필요에 따라 백진식 혹은 십진식을 병용하여 전개한 것으로 분류번호의 길이가 비교적 균등하고 간결한 특성이 있다. 또한 장차 파생될 주제의 삽입을 고려하여 적절한 위치에 충분한 공기호를 주었다.

7) 이들 의학문헌 분류표와 약학문헌 분류표는 각각 단독의 전문분류표로도 사용될 수 있고, 각각 주류번호만 다시 설정해 준다면 일반 분류표와 합병해서사용해도 어떤 문제가 야기되지는 않을 것이다.

參 考 文 獻

(국내논문)

權彛赫. 개정증보 최신보건학. 서울, 신광출판사, 1993.

김병일. 사망원인 통제연보. 서울, 통계청, 1997.

김완진(외)27인 지음. 학문의 길라잡이. 서울, 청림출판, 1996.

金正昭. 자료분류론. 대구, 계명대학교출판부, 1994.

朴玉花. 哲學類의 새로운 分類 展開에 관한 研究. 미간행 박사학위논문. 中央大學校學院, 1994.

박온자. 의과학분야 주제전문봉사를 위한 연구. 이화여자대학교 대학원 연구논집, 9집, 1980.

邊宇烈. 宗敎類 文獻分類 展開에관한 硏究. 미간행 박사학위논문. 서울, 中央大學校學院, 1992.

安允玉. 현 전문의 자격과 역할의 문제점. 대한의학협회지. 제37권8호 (1994).

이병수. 미국국회도서관 분류법. 국회도서관, 제6권, 제9호(1969. 11).

李符永. 의학개론(I), 서울, 서울대학교출판부, 1994.

李仙英. 韓醫學 文獻分類展開에 관한 研究. 서울, 中央大學校 大學院 文獻情報學專攻, 1993.

鄭馺謨. 文獻分類論. 서울, 구미무역출판부, 1991.

정필모. 國際百進分類法研究(02): 一般形式區分表의 展開. 한국문헌정보학회지. 제2집. 1994.

朱永在. 인간의료. 서울, 仁濟醫科大學, 1983.

최삼섭. 의과대학교육현황(1996-97). 서울, 한국의과대학장협의회. 1996.

한경신. "NLMC에 관한 소고." 충남대학교 문헌정보학과 창립10주년 기념

논문집. 1990. 한국법률협회. 의료관련대법전. 서울, 한국법률협회
　　　정부행정연구소, 1995.
植村 肇. 現代 醫學槪論. 京都, 東山書房, 昭和53(1978).
關東地區醫學圖書館協議會. NLMC分科會, "National Library of Medicine
　　　Classition の使い方(I)", 醫學圖書館32-4, ('85, 12).

(국외논문)

Alder, Mortimer J. History of Medicine. Outline of Knowledge. in:
　　　ncyclopaedia Britannica: Propaedia. Chicago, Encyclopaedia
　　　Britannica, Inc. 15th ed. 1981.
Annan, Gertrude L. and Jacqueline W. Felter. Handbook of Medical
　　　Library Practice. 3rd ed. Chicago, Medical Library Association,
　　　1970.
Bury, Susan, National Library of Medicine Classification Compared with
　　　Bliss Class H. In: *Health Libraries Review*, (4) 1984. pp.180-186.
Caffarel, Sister Agnes. Classification of Clinical Nursing Texts: A New
　　　Approach. Bull. Med. Libr. Assoc. vol. 66, No.1, 1978.
Carmel, Michael, Medical Librarianship.London: LA, 1981.
Chan, Lois Mai. Cataloging and Classification: an introduction. New
　　　York, Mc Graw - Hill, 1981.
Chan, Lois Mai. Immroth's Guied to the Library of Congress Classification.
　　　3rd ed. Littleton, Libraries Unlimited, 1980.
Dewey, Melvil. A Classification and Subject Index for Cataloguing and
　　　Arranging the Books and Pamphlets of a Library. Amherst, Mass.,
　　　1876.
Dewey, Melvil. Dewey Decimal Classification and relative Index. 21th
　　　ed. vol. 3. Albany, Forest Press, 1996.
Doe, Janet ed. A Handbook of Medical Library Practice. Chicago, Ⅲ:
　　　ALA, 1943.

Fee, Elizabeth and Roy M. Acheson. A History of Education Public Health. Oxford, Oxford University Press, 1991.

Fernando, Sushila I. The Classification of Library Materials in Psychiatry at the caff Library, Porirua Psychiatric Hospital. In: New Zealand Libraries. v. 44. no.6, 1984.

Guthrie, Douglas James. Medicine and Anesthesia. in: Encyclopedia Britannica MACROPEDIA. vol. 11. Chicago, Encyclopaedia Britannica, inc., 1981.

Haddad, Abraham J. Scope. In: Remington: The science and practice. of pharmacy. Easton, Pa.: Mack Publishing Co. 1995.

Jhornton, John L. Nedical Librarianship; Principles and practice. New York: Philosophical Library Inc., 1963.

Jones, M. Irene. A Handbook of Medical Library Practics. Chicago, American Library Association, 194317) Lopez-Mertz, Elsa M. LRTS, v. 41, no.2, 1997.

Martini CJM. Graduate medical education in the changing environment

Matthews, David A. Fiona Mackay Picken. Medical Librarianship. London, Clive Bingley, 1979.

Mille1, Ronald D. Anesthesia. vo. 1 4th ed. New York, Churchill Livingstone, 1994.

National Library of Medicine Classification: "A Scheme for the Shelf Arrangement of Books in the Field of Medicine and Its Related Sciences, 4th rev. ed. Behesda, Maryland" NLM, 1981.

National Library of Medicine Classification: A Scheme for the Shelf Arrangement of Books in the Field of Medicine and Its Related Sciences. 2nd ed. Washington, D. C. 1956.

Padmini RAJ, Position and Organisation for Subject Content of Anaesthesiology in Different Library Classification Systems. Advances in Knowledge Organization. vol. 1(1990).

Pietris, Mary K. D. Library of Congress Classification. Class R: Medicine. 4th ed. Washington, D. C., Library of Congress, 1980.

Scheerer, George and Lois E. Hines. Classification Systems Used in Medical Libraries. Bull. Med. Libr. Assoc. 62(3) (1974. 7) of medicine. JAMA. v. 268, no.9 (1992), pp.1097-1105.

Tillett, Barbara B. Library of Congress Classfication. R: Medicine. Washington, D.C., Library of Congress, 5th ed. 1995.

Ugolini, Donatella. The NLM Classification Scheme and Suggested Expansion for Oncology. Health Information and Libraries. vol. 1 no.3, 1990.

U. S. Library of Congress. Classification Division. Classification. Class R: Medicine. 3rd ed. Washington, Library of Congress, 1952.

Whitsed, N. Pratical Problems of Reclassfying a Medical School Library to NLM.

Catalogu & Index. vol. 66 1982.

Wiggins, Emilie V. "National Library of Medicine: Catalogs and Cataloging Services", In Encyclopedia of Library and Information Science. New York, Dekker, 1977, v. 19.

ABSTRACT

A study on classification systems for medicine and pharmacy

By Choi Jung Hee

This study intends to compile new classification systems for medicine and pharmacy. For the study, the classification systems of DDC 610 medicine, LCC R medicine and NLMC are analysed, and the discipline systems of modern medicine and pharmacy are analysed. The result of the study can be summarised as followings.

1) Researching into the field and the scholarly system of Medical Science, and analyzing the curriculum of Medical Science, it can be explained that Medical Science is based on Natural Science, however, widely correlated to Humanities, Sociology, Economics and Behavioral Science. Also Medicine Science is divided into Fundamental Medicine, Clinical Medicine, Sociological Medicine. Especially Clinical Medicine is subdivided into Internal Medicine, Surgical Medicine and Functional Medicine.

2) Also Pharmacy which is based on Natural Science, is classified into Fundamental Pharmacy, Manufactured Drug, Medical Pharmacy and Sociological Pharmacy.

3) Analyzing the literature classification schemes of both Medical Science and Pharmacy, three systems of problems is

found as follows:

① DDC assigns Medical Science to a class, not a main item. Moreover, Pharmacy is assigned to a subclass of Medical Science. Those classification schemes of Class-Subclass are not suitable for modern scholarly classification.

② LCC assigns Medical Science to a main item, but Pharmacy is assigned to a class under RM Pharmacology, which is not suitable for modern scholarly classification.

③ Although NLMC renovated the Medical Science classification of LCC, it is short of renovation of the Medical Science classification, which is not suitable for the classification of modern Medical Science and Pharmacy.

4) These problems can be solved as follows: Based on the scholarly system and curriculum of modern Medical Science, Medical Science can be divided into Fundamental Medicine, Clinical Medicine and Sociological Medicine. Especially Clinical Medicine can be subdivided into Internal Medicine, Surgical Medicine and Functional Medicine.

5) Also, based on the scholarly system and curriculum of modern Pharmacy, Pharmacy can be divided into Fundamental Pharmacy, Manufactured Pharmacy, Medical Pharmacy, and Sociological Pharmacy, whose four branches can be subdivided according to the existing classification of Pharmacy.

6) Both classifications can be marked, according to the scholarly system of modern Medical Science and modern Pharmacy, first by the centesimal classification, if necessary, by both the centesimal or decimal classification, in which their classified numbers give the equity and the conciseness of

classification.

7) These classifications of Medical Literature and Pharmacy Literature can be used the unique classification by separation, and if main number is supplied, can be used with the general classification.

《중앙대학교. 1999. 2 박사학위논문》

• 鄭駬謨敎授指導 博士學位 論文 14 •

의학 및 약학분야의 문헌분류체계 연구

● 초판인쇄	2005년 1월 10일
● 초판발행	2005년 1월 15일
● 지 은 이	최정희
● 펴 낸 이	채종준
● 펴 낸 곳	한국학술정보(주)
	경기도 파주시 교하읍 문발리 파주출판정보산업단지 526-2
	전화 031) 908-3181(대표)·팩스 031) 908-3189
	홈페이지 http://www.kstudy.com
	e-mail (e-Book 사업부) ebook@kstudy.com
● 등 록	제일산-115호(2000. 6. 19)
● 가 격	19,000원

ISBN   89-534-2228-0 94020 (Paper book)
          89-534-2229-9 98020 (e-book)
          89-534-2200-0 94020 (Paper set)
          89-534-2201-9 98020 (e-book set)